CARE
Good Care ,
Good Living

CARE

Good Care ,
Good Living

CARE
Good Care ,
Good Living

care 51

物理治療師教你
打球受傷怎麼辦

編　　　著：陳昭瑩、張逸平
插　　　畫：小瓶仔
責任編輯：劉鈴慧
美術設計：張士勇
校　　　對：陳佩伶
法律顧問：董安丹律師、顧慕堯律師
出 版 者：大塊文化出版股份有限公司
台北市10550南京東路四段25號11樓
www.locuspublishing.com
讀者服務專線：0800-006-689
TEL：(02) 8712-3898　FAX：(02) 8712-3897
郵撥帳號：18955675　戶名：大塊文化出版股份有限公司
版權所有　翻印必究

總經銷：大和書報圖書股份有限公司
地址：新北市五股工業區五工五路2號
TEL：(02) 89902588 (代表號)　FAX：(02) 22901658
製版：瑞豐實業股份有限公司

初版一刷：2017年7月
定價：新台幣480元
ISBN：978-986-213-803-8
Printed in Taiwan

物理治療師教你
打球受傷怎麼辦

作者：陳昭瑩、張逸平

序

第一章　最親民的籃球運動

序

運動物理治療師
運動領域的健康守護者

葉政彥／臺灣運動物理治療學會理事長
中華奧林匹克委員會委員

　　因應國內運動風氣日漸興盛，大型賽事接連舉辦，選手的醫療服務，皆以「運動物理治療」為主要服務項目的趨勢。

　　臺灣運動物理治療學會於 2014 年成立，宗旨為推廣發展運動物理治療專業，與提升運動物理治療教育與執業水準及服務社會。運動物理治療師除了服務職業運動員，也提供一般民眾運動處方的評估，設計與諮詢，扮演運動領域的健康守護者。陳昭瑩物理治療師目前擔任臺灣運動物理治療學會的常務監事，對於運動物理治療的衛教推廣一直很有使命感，因此催生了這本書。

　　由於場地的普及，與美國職籃（NBA）和各種國際賽事轉播的影響下，籃球在年輕族群是非常盛行的

運動，籃球為接觸性運動項目，高強度的跑跳動作及碰撞容易造成骨骼、關節及韌帶的傷害，常見運動傷害發生在下肢，如阿基里氏腱斷裂，足外翻及下肢肌力（髖關節外展肌）離心收縮問題等等。

排球則是一項高頻率跳躍的運動，盛行於高中、大專，除了肩部、手臂、手肘、手腕、大腿之外，最常見的運動傷害部位是踝關節、膝關節及腰部。羽球也是非常普遍的運動項目，年齡層分布非常廣，而由於羽球常需要做快跑、急停、跳殺等動作，對於下肢各關節、腰部、腿部肌力負荷很大，而反覆抬手過肩揮拍或打反拍、吊球等各種處理球的技術，也考驗肩膀、手肘與手腕各關節的穩定度及靈活度。

本書特別針對籃球、排球和羽球的運動傷害有詳細的探討，深入淺出的文字搭配圖片，讓一般業餘運動愛好者也能對運動原理，傷害發生的原因有所掌握，並建立正確的運動觀念；而臨床經驗顯示，預防比治療傷害更加有效率，事前明瞭可能的傷害因子或做好預防措施。

其實，大部分的運動傷害是可以避免的，所以兩

位作者也提供了預防策略，並有清楚的插畫讓讀者朋友學習正確的運動前後暖身及伸展。針對每項運動，還提供運動員受傷的案例分析，說明醫師及物理治療師的評估及治療過程，相信能讓讀者受益良多。

令人期待的
運動物理治療專書

王至弘／臺大醫院骨科部運動醫學科主任

　　運動帶來健康和快樂，是現代生活的重要部分。不過運動也會伴隨著傷害，在運動傷害門診中，常見軟組織發炎或傷害的問題，如肌肉拉傷、肌腱炎、肌腱或韌帶斷裂，和軟骨破裂等。

　　臨床上這些傷筋問題比斷骨情形還要複雜，而且民眾對於傷害的原因，如何治療可以快速痊癒，如何避免再度傷害，和何時能夠恢復運動，存在許多疑問，渴望得到充足的資訊和解答。此外，關於學習運動治療方面，除了經由物理治療師的指導之外，也希望有專書圖解說明，提供作為自行運動治療和保健的參考。

　　這本《物理治療師教你打球受傷怎麼辦》，以專書撰寫各別球類常見的運動傷害，是十分難得而且不容

易的工作，兩位作者以豐富的臨床物理治療經驗，及對各別球類的深刻了解，寫出生動的案例故事，字裡行間完全體會球友的熱血和受傷的心情，也回答了運動傷害治療過程中的許多問題。

書內容包括運動傷害的認識和預防，陳昭瑩和張逸平兩位物理治療師對於傷害疾病的病因、病理、臨床症狀和治療方法都有詳細的說明，並圖示寶貴的、最新的，物理運動治療方法，如肌肉的等長收縮訓練、向心收縮和離心收縮訓練等。

兩位作者強調無心的動作錯誤，會造成運動傷害，因此特別清楚的描述各別球類常見運動傷害的受傷機制，並分析正確擊球技術的分解動作。從重心轉移到核心肌群的發力，接著動力鏈力量的傳遞，最後是收力的離心負荷，將打球的專業技術提升至動力學完美的分析，使球友學習用身體感受擊球的力量，進化球技，避免傷害，也是本書的特色和貢獻。

讀者球友在感同身受之餘，可從書中有系統得到珍貴的當代物理治療知識。這些最新的觀念，將因本書的出版，得以推廣，嘉惠許多愛好運動人士；也使

不常運動的朋友，學到實用的物理治療方法，開始運動治療以強身健體，迎向積極的運動人生。

學習運動傷害處置
也是守護自身健康

余育蘋／前臺大體育室副教授
　　　　前臺大女子排球隊指導教授

　　近年來國民健康意識抬頭，每年有近數百場的路跑活動，各縣市的運動中心也紛紛成立，不僅為了健康，健美的體態，也是民眾追求健康的目標。然而在日常生活中還是難以因科技生活與 3C 產品使用日益增多，運動風氣的盛行，普遍成為一時興起或一窩蜂的參與，漸漸的產生了許多急性或慢性運動傷害問題。

　　物理治療（Physiotherapy 或 Physical Therapy）是以一種預防、治療、處理因疾病或傷害，帶來動作問題的醫療專業。本書為兩位物理治療師以其多年的專業經驗，提供不同運動項目中常見的傷害，讓運動愛好者不管在運動前的保護、運動中的傷害、運動後的簡易運動等等，都能夠提供正確的觀念。本書不僅讓讀者們了解傷害的發生或許無可避免，但充分尋求正

確的防護觀念，也是為自身的健康守護。在運動多樣化、低齡化、技術高度化的今日，若沒有計畫性的運動訓練，對於運動者也可能是健康上的隱形殺手。

　　要將專業的治療過程轉化成實用、易讀好懂、安全、普遍能應用的圖文書並不簡單，但透過兩位作者的專業照護與指導，將預防勝於治療的觀念推廣在生活中，自然是可延長個人的運動年齡，提升生活的品質，為愛好運動朋友們的福音。

以專業守護運動員是
運動物理治療師的核心價值

陳昭瑩／自序

在物理治療門診中，常常遇到運動傷害的病人：

打籃球的學生，拐著腳、穿著夾腳拖鞋走進來，訴說著自己很倒楣，老是在打球中扭到腳，這次實在是痛太久了，才被媽媽押著上醫院……

愛打排球，膝關節受傷的病人，因為不知道該如何正確、安全的做好運動訓練方式，而導致肌肉無力萎縮，最後再也無法好好打球，不得已之下，才來醫院尋求幫助。

說到羽毛球，大部分的民眾，只要找個空曠地方，手邊有兩支球拍，就隨興的打起球來，完全忘記運動前後該有些暖身及和緩的運動。痛痛快快一場球打下來，手肘、手腕或者是肩膀疼痛，都只當是「缺乏運動」，不以為意的想好好休息幾天就沒事，之後戴

著護腕、護肘、貼著肌貼，繼續打球……

　　每天在物理治療門診，太多的臨床案例，或是骨科術後到物理治療中心報到的病人，雖然還是傷病不適中，但仍迫不及待追問：「我什麼時候可以再去打球？」

　　面對天天「客滿」的病人，這些病人所從事的運動項目，除了本書中的籃球、排球跟羽球之外，還有網球、桌球、高爾夫球等各種球類運動，骨關節肌肉傷後的處理，基本上大致遵循相似的原則。我們除了給予物理治療之外，總不忘苦口婆心的來一個、說一次的指導病人，如何用漸進式的運動訓練，讓自己從傷後的癒合、恢復運動能力、到強化機能，重回球場，同時還要進一步預防運動傷害的再次發生。但是，我們最想說的是：

　　熱愛運動固然很好，但應該讓自己盡量懂得不受傷，保護好身體；當然運動前的預防與暖身，更勝於治療！

　　所以我們寫這本書，以專業守護熱愛打球運動的

朋友們，這是運動物理治療師的核心價值。在運動物理治療領域中，我們希望不只是以專業在處理運動傷害；更希望能以專業，教導熱愛打球運動的讀者，如何預防運動傷害；教導已經受傷的朋友，如何避免再次運動傷害。

　　出版這本書的動機，就是秉持這個初衷！

健康打球、遠離運動傷害

張逸平／自序

　　第一次寫書，感覺很特別，過程中碰到很多困難和辛苦，但是能將自己的專業知識以及經驗，分享給每位喜歡打球、或是對球類運動有興趣的你，我覺得很榮幸。

　　球類運動種類非常多，籃球、排球、羽球這三種，算是多數人從學生時期，就在體育課接觸到的運動項目；隨著近年來，運動風氣逐漸盛行、加上國內各種球類的國際賽事成績漸佳，一般業餘球類愛好者的人口，也有逐漸增加的趨勢；而運動傷害事件，卻也隨之增加。

　　無論是在物理治療臨床工作中、或是在球場邊服務、隨隊服務的經驗中，都會碰到很多因為運動傷害來尋求協助的球友，而我本身也酷愛排球運動，自己或是身邊的球友們，或多或少都有過運動傷害的經驗。

經過多年的觀察我發現，對於運動傷害的相關知識不足、不完整的傷後治療與訓練，是導致很多運動愛好者受傷、反覆受傷，甚至無法繼續打球的原因。因此，藉由這本書，希望能帶給大家正確的運動傷害處理觀念，並且簡介在受傷後如何執行漸進式運動訓練。

在寫這本書的時候，其實有碰到一個很大的困難，那就是有很多種類的運動傷害，在不同的球類運動中都可能發生，例如，只要是需要反覆跳躍的運動，都可能會有「跳躍膝」，因此在籃球、排球甚至羽球運動中，都很常見；為了不讓文字重複過多，導致整本書內容冗長難讀，我們只好做一些取捨。再次以跳躍膝為例，我把跳躍膝的詳細介紹以及傷後訓練方式，放到排球章節，雖在籃球章節中也有簡要介紹，但在膝蓋相關傷害的部分，則是以另一種常見傷害「髕骨股骨症候群」為主要介紹內容。這樣的安排方式，僅是希望整本書不要太過冗長，或者「頭重腳輕」。為了不要造成各位讀者的誤會，在每一章的開始，就會先介紹該球類運動常見的運動傷害，如果是在該球類章節中，沒有出現或描述較少的傷害種類，就可以參考

其他章節中的介紹。

　　一定會有人疑惑，為什麼在籃球和羽球運動的第一節中，都是以受傷部位作為區分，而排球運動中，卻是以球員角色作為區分。在這裡我想跟各位讀者說明一下：首先，在這本書的架構中，主要是透過分析不同球類運動的動作模式，介紹常見的受傷模式以及運動傷害，而相較於其他兩種運動來說，排球運動的常見動作模式，在不同角色的球員位置會有很大的差異。

　　例如以攻擊手來說，最大的任務就是得分，因此需要做很多跳躍的動作，但如果是負責將球傳給攻擊手的舉球員，則大部分不需要一直跳躍。當然，對於一般業餘愛好者或是排球初學者來說，球員的組織劃分並不會分得那麼細，但還是可以參考文中的介紹，了解排球運動中可能發生的各種運動傷害。

　　這本書雖然講的是球類運動傷害處理以及漸進式運動訓練，卻適用於所有對於球類運動有興趣的讀者。希望透過本書，可以讓本身有運動傷害的球友們學習到傷害處理的正確觀念，及一些可以自己在家練習恢復健康的訓練方式。而本身沒有運動傷害的讀者

們，也可以認識各種運動傷害的危險因子、受傷機制，以及學習平時應如何訓練才能避免受傷。

同時，我必須提醒各位讀者的是：

當運動傷害發生時，仍應先就醫檢查、確認診斷，切勿僅根據書中所描述的內容自行處理，以免因為錯誤的判斷，忽略了其他嚴重傷害的可能（例如骨折），導致延誤治療，並在執行書中所介紹的運動訓練時，如果有任何不舒服的感覺，都應先停止訓練，並就近諮詢物理治療師。

最後，我想說的是感謝，感謝臺大醫院物理治療中心曹昭懿主任給我機會開始這本書，感謝我的老師、同事兼好夥伴陳昭瑩經理，跟我一起完成了這本書，感謝我的家人和朋友們，在我寫書期間給予的支持和鼓勵。一本書的完成真的不容易，希望可以讓每位翻開這本書的讀者朋友們，都有滿滿的收穫。

祝大家健康打球、遠離運動傷害！

第一章

最親民的籃球運動

　　籃球不但易學有趣、比賽規則好懂，打球年齡層又非常的廣泛；學校操場之外，很多公園或社區中，都有籃球場的設置，無論男女老少，只要有球、有籃框，不論是個人投籃、兩人鬥牛，或三五好友組隊廝殺，都能運動得盡興；籃球可算是最親民的運動。

籃球運動常見的傷害

「拜託喔，不過是校慶的班際球賽，你以為是在打 NBA 喔，拚成這樣，搞得手扭腳傷，只差沒腦震盪，接到學校通知，簡直嚇壞你老媽了！」王媽媽看著被爸爸從醫院接回的高二兒子，氣急敗壞又心疼，忍不住碎碎念起來。

在打球的過程中，可能會因為頻繁的肢體接觸或碰撞、體能或肌力不足、不理想的動作姿勢等原因，容易造成運動傷害。即使是接受訓練的專業籃球員，運動傷害發生的比率也很高，甚至因訓練或比賽頻率較高，更容易會有因為過度使用所造成的運動傷害。

無論是業餘或專業選手、青少年或成年的運動員、男性或女性，在比賽過程中發生傷害的比率都遠高於

在訓練過程中。性別也會影響傷害發生比率與受傷機制，女性球員發生傷害的比率比男性球員高，女性球員較容易因為肌力不足、下肢動作控制不佳而導致受傷；而男性球員則較容易因為碰撞發生急性傷害，或是因為高反覆的跳躍動作而造成肌肉或肌腱過度使用傷害。

不同的球員位置也會有不同的受傷風險，得分後衛與小前鋒是主要得分球員，經常需要與對方防守球員進行較量，是比賽中最常發生運動傷害的球員；而中鋒與大前鋒主要會在禁區內防守與搶籃板，因此比起其他位置的球員，發生急性運動傷害比率也很高。反覆的跳躍動作也較容易有下肢過度使用傷害，相對來說，控球後衛是發生傷害比率最低的位置。

搶籃板

為了能夠較容易搶到籃板球，禁區內的球員會互相卡位，並且在球彈出籃框的瞬間起跳搶籃板。在搶球的過程中，會有很多身體碰撞的情形，容易造成身體各處挫傷、擦傷、腦震盪或上肢韌帶扭傷等傷害；

在落地的時候，因為禁區內球員密集度高，也很容易發生腳踝扭傷、前十字韌帶或其他膝蓋韌帶受傷等急性傷害。

禁區內的進攻與防守

進攻時往內線切入，是籃球進攻時常見的戰術。對於防守方來說，禁區的防守是一大重點，在禁區內近距離攻防之間，球員會有頻繁的身體接觸、推擠和碰撞，非常容易導致各種急性傷害的發生，例如腳踝傷害、十字韌帶傷害、各種扭傷、挫傷、擦傷甚至腦震盪等。雖然近年來外線投籃盛行，禁區內傷害發生率相對較低，但就整體趨勢而言，防守時越來越常有一些勾手或用手肘卡位的動作，增加了球員的肢體接觸機會，也增加了傷害的風險。

與其他球員發生身體碰撞

在進攻或是防守的過程中，難免可能會發生球員互相碰撞的情形，可能導致腦震盪、各部位的挫傷、擦傷、扭傷，甚至膝蓋半月板破裂、韌帶斷裂或骨折

等。特別是在防守碰撞方面，例如上籃時防守球員擋在路線上不閃避，就會發生碰撞。

長時間、高強度訓練或比賽造成過度使用

籃球運動中有很多奔跑、急停、轉身、左右側移、跳躍等動作，在快速轉換身體行進方向的過程中，對於腳踝、膝蓋等下肢關節的負擔很大，同時也需要強大的腰背和髖關節肌群維持身體的動態穩定。如果肌力或下動態控制不足，有可能在過程中發生急性傷害，例如腳踝扭傷、膝蓋韌帶傷害、肌肉拉傷等。激烈的比賽或練習，也可能會導致過度使用傷害的發生，出現膝蓋、足部、腰背部或腿部等肌肉疼痛的狀況，有可能是肌肉、肌腱傷害，甚至是疲勞性骨折。

籃球場上以下肢傷害發生比率最高

最常見是踝關節扭傷，發生率遠高於其他種類傷害，其他常見的還有上肢傷害、腰背部傷害、頭臉部挫傷或擦傷、腦震盪等。大部分的運動傷害，屬於急性運動傷害，也就是在訓練或比賽過程中突然發生的

傷害。也有一些是因為過度使用所造成的肌肉、肌腱、軟骨或骨頭傷害，最常見的是膝蓋髕骨肌腱病變，也就是俗稱的「跳躍膝」。

踝關節扭傷

大部分是因為踩到其他人的腳，或被人絆到腳而扭到，由於籃球運動較為激烈，因此扭傷程度通常很嚴重，需要較長的恢復期。

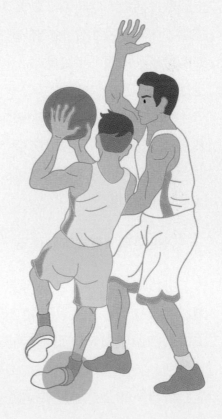

踝關節扭傷 →

膝關節韌帶或半月板傷害

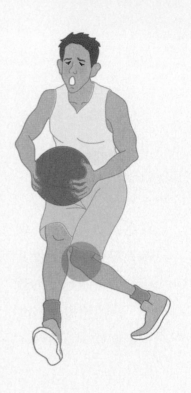

運球過程中與其他球員相撞、起跳或落地姿勢不對、快速轉換前進方向時下肢動作控制不佳等，可能會造成膝關節韌帶或半月板（半月軟骨）急性傷害。其中最嚴重的是前十字韌帶斷裂與半月軟骨破裂，通常會需要很長的恢復期，而且有可能會無法回復到原本的運動強度。

過度使用膝蓋或下肢傷害

打籃球需要一直來回奔跑、急停、轉換方向、跳躍，對於膝蓋、足踝以及腿部肌肉的負擔很大，容易造成股四頭肌或髕骨肌腱病變、髕骨股骨症候群、軟骨磨損、大腿或小腿肌肉拉傷、足底筋膜炎、足跟墊症候群等。如果是年紀較輕的球員，因為生長板尚未

癒合，有可能出現青少年膝
蓋下方疼痛或髕骨下方生長
板損傷；而職業球員或是訓
練量較高的球員，也可能會
發生足部或腿部的疲勞性骨
折的情形。

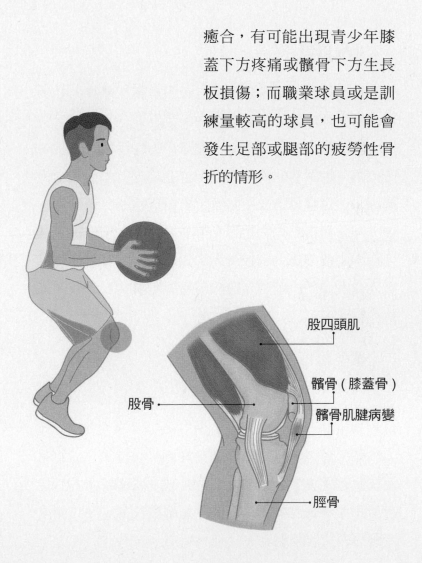

股四頭肌

髕骨（膝蓋骨）

股骨

髕骨肌腱病變

脛骨

上肢傷害

　　籃球運動中常會發生一些肢體接觸或碰撞，在搶球、籃板球或蓋火鍋等過程中，容易造成上肢韌帶扭傷、關節脫位，甚至骨折，最常見的是手指、手腕韌帶扭傷，較嚴重的撞擊也可能會造成骨折；而在卡位過程中，也容易造成手肘韌帶扭傷或挫傷。籃球運動中，肩膀傷害的比率相對少很多，有時是在推擠、碰撞過程中發生挫傷或較少見的關節脫位，另外也有可能因為反覆的投籃動作造成肩膀肌腱發炎、肩關節夾擠症候群。

軀幹傷害

腰背部肌肉拉傷

　　軀幹傷害中最常見的是腰背部肌肉拉傷，通常發生在快速轉換身體姿勢的過程中，如果是輕微的拉傷，可能不影響運動表現，但如果是嚴重拉傷，則可能連走路都會受到影響。

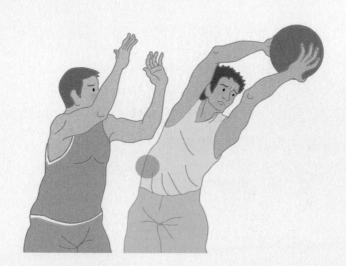

在激烈的訓練或比賽中，會對腰背部肌肉造成很大的負擔，而身體協調不佳或錯誤的動作姿勢，也可能會讓腰背部某些肌群被過度使用，導致肌肉發炎、疼痛。

腰部椎間盤突出或退化

椎間盤問題在籃球運動中較少發生，通常是在激烈碰撞或者跌倒撞擊到地面的情況下，較有可能造成急性椎間盤突出。年紀大於 30 歲的族群中，椎間盤會有自然退化的情形，如果脊椎核心肌群肌力不足，則

有可能在打球過程中發生腰痛。

腰背部挫傷

比賽中，球員常會使用身體去卡位，在推擠與碰撞過程中就容易導致腰背部挫傷。

頭、臉、頸部等傷害

挫傷或擦傷

無論是進攻、防守或搶籃板過程中，都有可能因為與其他球員碰撞而造成臉部、頸部的挫傷或擦傷，有時甚至會傷到眼睛。

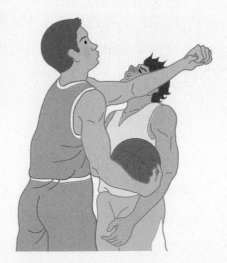

腦震盪

最常發生在進攻時與其他球員撞到的時候，也可能是在搶籃板、防守的過程中與其他球員碰撞時發生，另外也可能是因為跌倒時頭撞到地板，甚至是被球打到頭。

籃球運動傷害的預防

籃球運動屬於高強度運動，球員之間也容易互相推擠，發生運動傷害的機率很高，若要降低受傷風險，可從以下幾點著手。

適當且充足的暖身

打球前沒有做暖身運動，是造成運動傷害的主要原因之一，適當暖身應包含身體各大關節與肌群活動，讓身體準備好接下來的激烈運動，許多人會選擇靜態伸展運動、繞轉各大關節的方式來進行暖身，但這並非「適當且充足」的暖身方式，應先進行慢跑等有氧運動來暖身，並選擇針對籃球運動的動態伸展。透過肌肉主動收縮的方式來達到促進肌肉血液循環、建立肌肉適當延展性等目的，另外也應加入籃球技術相關

的暖身，例如運球、投籃等。

動態伸展範例

　　兩腳打開比肩膀略寬，腰背挺直、前傾 90 度、雙手張開平舉，旋轉軀幹、手摸對側腳，同時該腳膝蓋應微彎，兩邊交替，可重複 10 次。

↓兩腳打開比肩膀略寬，
**　腰背挺直、前傾 90 度**

雙手張開平舉
旋轉軀幹、手
摸對側腳 →

該腳膝蓋應微彎，
兩邊交替 →

打完球後要記得收操

大部分人打完球之後沒有收操的習慣，這可能會導致身體的柔軟度越來越差，增加運動傷害的風險。

柔軟度指的是關節活動度與肌肉的延展性，若在運動過程中做出超過原本可活動範圍的動作時，就容易導致肌肉拉傷；較差的柔軟度被認為是許多籃球運動傷害的危險因子，例如腳踝扭傷與跳躍膝等。因此，運動完後應要有完整的收操動作，平時也應加強注意各肌群柔軟度訓練。

● 收操可以這樣做

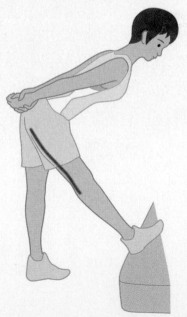

球場邊就近找高度 25-30 公分臺階或花圃圍欄把要做伸展的腳放上面，膝蓋伸直、腳板往上勾起，維持身體的挺直並往前傾，感覺大腿與小腿後側有緊繃感，維持 20-30 秒。（全書以橘線表示有緊繃感處）

避免錯誤的施力技巧

錯誤的施力技巧容易導致特地肌群或關節的負擔過大，增加受傷的風險；一般認為，球員技術程度較差時會有較高的傷害風險，但這點仍然具有爭議，因為程度較好的球員會參加強度更高的訓練或比賽，受傷的機率也會增加。

平時要做肌力及穩定度的訓練

籃球運動強度較高也較為激烈，如果軀幹核心與下肢肌力不足、平衡或者下肢動作控制較差，就比較容易發生運動傷害，例如腳踝扭傷、前十字韌帶扭傷或斷裂等。除了專項技術訓練之外，也應建立各肌群足夠的肌力、平衡與下肢動態控制，以減少運動傷害的發生。

避免過度疲勞

高強度、長時間的訓練或比賽，容易導致疲勞或過度使用傷害，各種急性傷害的風險也會增加，如果

是業餘球員，應避免打球時間過長，而專業選手則應著重訓練後的疲勞消除。

避免訓練或比賽強度突然減少後又增加

當訓練或比賽量降低後，無論是體力、肌力或技術等能力都會隨之降低，如果突然恢復高強度的訓練或比賽，會導致運動需求量超過本身能力太多，增加受傷風險，例如有些人平日不打球也不做訓練，只有假日會去球場揪團比賽，或者有些球員因為受傷休息了一段時間，卻在傷好之後立刻恢復原本的運動強度，而沒有先做漸進式的訓練。

喜愛籃球運動的朋友，在平時也應做一些基本肌力與體能訓練，例如大腿肌力訓練、核心訓練等，並在打球前做充足的暖身。而球員在受傷後重回到球場時，應漸進式的恢復原本的訓練強度，不可太快參加過於激烈的訓練或比賽。

穿戴適當的籃球鞋及護具

打籃球經常需要橫向側移、改變行進方向，建議

穿著高筒專業籃球鞋以增加腳踝側面支持，減少踝關
節受傷的風險，如果有舊傷，也可以穿戴護踝以增加
踝關節穩定度。另外，護肘、護膝等各種護具的使用
也能減少打球過程中，挫傷以及擦傷的風險，可依個
人需求使用。

選擇適當安全的場地

　　打球時要注意球場環境安全，包含場邊的柱子、
附近的雜物等等，若是室外場地，則要另外注意地上
是否有小碎石、地面不平整，避免過於激烈打球而不
小心跌倒在地，擦傷後又造成感染。

下肢傷害

　　一年一度的大專籃球聯賽如火如荼的展開，各校好手也都摩拳擦掌，準備在球場上好好大展身手，而小美所在的隊伍也不例外。很快的，她們迎來了聯賽中的第一場比賽。

　　開賽之後沒多久，小美這方就靠著迅速組織的快攻戰術搶下了不少分，而對方也靠著出色的外線回敬了不少球，一直到中場休息，兩隊的比分還是非常膠著。隨著下半場開始，兩隊球員更是拿出十足的拚勁，希望能搶下更多分數。

　　逮到機會，小美抄到球並殺入對方禁區內，對方的回防很迅速，飛快的就有防守球員擋在小美前方，試圖攔住她的攻勢。小美本想直接過人硬闖，但卻突然感覺左膝一陣劇痛，讓她當場倒地，抱住膝蓋無法

動彈。

　　裁判力刻上前觀察小美的狀況，判了傷停處理，場邊醫護人員進到場內將小美扶出場外，初步醫療評估小美的左膝劇烈疼痛、有些微腫脹，可能是韌帶或半月板的急性傷害，在初步緊急處置與固定後，將小美送到醫院就醫。

　　做完核磁共振檢查後，醫師對小美說：「檢查結果是妳的前十字韌帶完全斷裂；幸運的是其他膝關節韌帶和半月板沒有受傷。如果要恢復高強度運動，建議還是要接受前十字韌帶重建手術，並且做至少半年到一年的復健訓練。」

　　小美難過地紅了眼眶，但努力保持鎮定地問醫師：「所以我之後還是可以打籃球對嗎？那我什麼時候要做手術？這幾天是高中籃球聯賽，我可以先去場邊幫我的球隊加油，之後再安排手術嗎？」

　　「目前妳的膝關節裡面還有些血腫，不會馬上做手術，我們會先用膝支架保護妳的膝關節，大概一到兩個月之後再安排手術。不過在做手術之前，我會先請物理治療師教妳一些治療性運動。」

　　物理治療師在詢問病史及初步評估後告訴小美：「雖然之後要做韌帶重建手術，不過現在還是應該要先做一些處理。首先，受傷後前三天內還是要用冰敷、壓迫和抬高的方式減緩發炎反應，並且在不會疼痛的範圍內做膝蓋彎曲、伸直的關節角度運動。為了減緩手術後大腿肌肉萎縮的程度，現在就可以開始做大腿前側與後側肌群的肌肉等長收縮訓練，這些運動都是安全的，而且可以同時促進消腫。」

　　「原來手術前不是休息和冰敷就好了啊！」小美驚訝地說。

　　「如果在手術前的這段時間，完全不動受傷的腳，不但關節會變僵硬，肌肉也會更快萎縮，手術後恢復的速度就會變慢，所以，從現在起就要開始替術後的恢復做準備囉！」

　　籃球場上的急性運動傷害，多是在比賽中發生，以受傷部位來說，下肢傷害的比率最高。其中，腳踝扭傷是最常見的傷害種類，膝關節是第二常見的受傷部位；膝關節傷害包含十字韌帶傷害、半月板傷害、

內外側副韌帶傷害等。根據傷害的種類與嚴重程度不同，處置方式以及休息時間都會不同，建議要先就醫檢查後，再接受適當的治療。

膝關節急性傷害

膝關節韌帶的功能，是穩定膝關節，若受到過大的張力就可能發生傷害；籃球運動中第二常見的急性傷害，就是韌帶傷害，包含前十字韌帶、內側或外側副韌帶的扭傷甚至斷裂。

膝關節受傷的機制可以分成「接觸性」與「非接觸性」傷害兩大類，在籃球運動中，只有較少部分的狀況是因為直接撞擊到膝蓋而造成的「接觸性傷害」，比較常發生於男性球員，大力的撞擊通常會造成較嚴重也較多條的韌帶傷害，並可能合併半月板傷害，需要手術處置；其他大部分的狀況還是以非接觸性傷害居多。

● **膝關節附近結構**

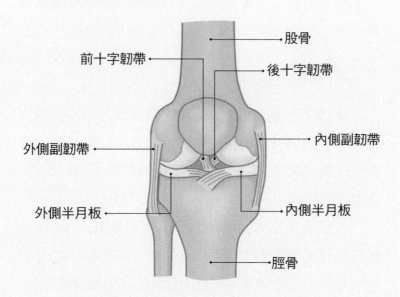

前十字韌帶　　　　　　　　　股骨
後十字韌帶
外側副韌帶　　　　　　　　　內側副韌帶
外側半月板　　　　　　　　　內側半月板
脛骨

前十字韌帶傷害，較常發生在進攻時

　　前十字韌帶的功能在於防止脛骨（小腿骨）相對於股骨（大腿骨）過度往前位移、及膝關節旋轉，因此在膝關節過度伸直時或旋轉時，就可能受傷。根據資料，前十字韌帶傷害較常發生在進攻時，在發生傷害前，可能與其他球員有身體碰撞或者被防守球員推

擠，另外也可能是在快速變換身體姿勢或行進方向時，下肢動作控制不佳導致的「非接觸性傷害」；籃球員的膝關節傷害比率，以年紀較小以及女性球員發生傷害的風險較高。

當髖關節外展、與外轉肌力不足或控制不良，起跳落地瞬間容易有股骨（大腿骨）往內旋轉、膝關節外翻的動作，這會對前十字韌帶與內側副韌帶產生很大的張力，可能造成前十字韌帶斷裂。

當膝關節發生急性傷害時，首先應將球員移動到安全的場邊、給予冰敷及壓迫、固定膝關節等急性處理。如果膝關節產生局部腫脹、疼痛與關節不穩的狀況，並且無法正常走路，就有可能是前十字韌帶斷裂或半月板破裂，此時就要在急性處理過後盡速送醫檢查。

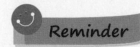

Reminder

研究發現，落地時如果用整個腳掌或腳跟著地，發生十字韌帶傷害的風險較高。喜愛籃球的朋友們，

平時打籃球的時候，也要注意自己的動作姿勢是否正確、安全！

● 前十字韌帶受傷害示意圖

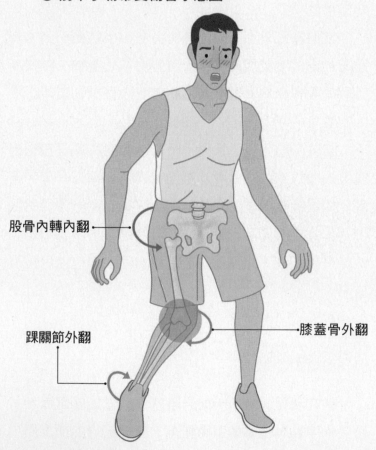

股骨內轉內翻

踝關節外翻

膝蓋骨外翻

　　當股骨往內撇並往內轉時，會造成膝關節外翻、脛骨相對於股骨往內轉，這會對前十字韌帶與內側副韌帶產生很大的張力，若無法透過其他動作機制緩衝，就可能導致傷害的發生。

　　核磁共振檢查，是膝關節韌帶與軟骨傷害的診斷黃金標準，並且能判斷受傷嚴重程度，醫師會根據受傷的嚴重程度以及受傷者本身的意願來決定處置方式。

前十字韌帶傷害的處置

　　當發生前十字韌帶傷害時，除了韌帶只有部分斷裂、並且沒有關節不穩的情形、或者是球員想放棄籃球或其他高強度運動等情況之外，目前大部分會採取手術方式處理。

　　受傷時可能會有關節內血腫發炎的狀況，通常會等待 1-2 個月後才進行重建手術治療。不過，如果受傷後超過一年才進行重建手術，則術後出現半月板傷害或膝關節提早退化的情形，比起一年內接受重建手術有較高的風險。

　　即使是成功的韌帶重建手術，球員也可能無法完

全恢復受傷前的活動程度，這跟術後的恢復狀況與術後訓練有很大的關係。因此，適當並完整的術後訓練，是促進功能恢復以及預防再次傷害的重要關鍵。

前十字韌帶重建手術後的訓練

前十字韌帶重建手術後的訓練計畫以及進程，會根據不同的手術方式、開刀醫師的觀念，而略有不同，如果以恢復籃球運動為目標，目標與內容包含術後初期的急性發炎控制與保護、漸進式肌力訓練、平衡與動態控制訓練、柔軟度訓練與爆發力訓練。

消除術後膝關節的腫脹與疼痛

手術後一定會有膝關節腫脹與疼痛的狀況，可透過止痛藥、冰敷、壓迫、抬高的方式協助降低腫脹與疼痛，術後關節與肌力訓練運動，也可協助降低關節腫脹的情形。

保護重建的韌帶

術後初期，為了保護重建好的韌帶，通常需要穿

戴限制型的膝支架，膝關節彎曲的角度可能會受到限制。

限制型膝支架，提供膝關節側向支持，並且可以調整不同的角度限制 →

　　受傷腳的負重限制，也會根據不同的手術方式略有不同，需要跟醫師以及物理治療師確認病人是屬於哪一類。有的是在可以忍受的範圍內，能盡量將身體重量放到手術腳上；有的則是在術後初期，手術腳僅能部分承重（例如 30%）。但無論是哪一種，術後初期因為腫脹與疼痛的關係，通常都會需要拿腋下拐來協助行走，根據恢復狀況，可以漸近式增加手術腳的負重，通常在術後一個月左右，就可以恢復正常行走功能。

漸近式恢復膝關節伸直與彎曲角度

　　根據不同手術方式及開刀醫師的信念，手術後各個階段中，膝關節被允許的彎曲角度會有所差異，在執行關節角度訓練時需根據醫囑來執行。通常到術後4-8周後，就能允許盡量彎曲到最大角度；而膝關節伸直的角度並不會受限，如果膝關節無法伸到全直，將會影響後續功能恢復的狀況，因此，手術後就應盡快完全恢復膝關節伸直角度。

常見的術後膝關節運動

● 躺姿，滑腳跟訓練

　　平躺在床上，在被允許可以活動、及可以忍受的範圍內，將膝蓋盡量伸到最直、以及彎到最大角度，運動過程中腳跟不可離開床面，每回反覆 10 次，每天做 6 回，這項運動同時會訓練到大腿肌力。

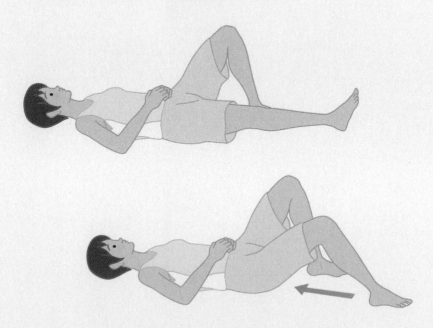

● 坐姿，屈膝訓練

當膝蓋彎曲角度超過 45 度之後，可以採取坐姿下的被動關節角度訓練，加強膝蓋彎曲角度，可以坐在床緣或椅子上，在大腿下方墊毛巾捲，並用健康腳將手術腳（圖中左腳）的膝蓋盡量往內彎曲，反覆做 10 下，每天做 6 回。

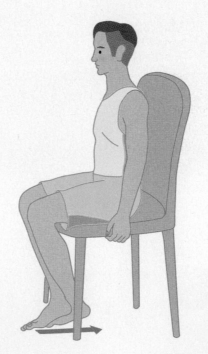

● 趴姿，被動膝關節伸直訓練

如果膝蓋無法完全伸直，可執行被動膝關節伸直運動，例如可以在腳踝綁上沙包，趴姿下、將足部垂出床緣，藉由腿部與沙包的重量將膝關節伸直；在大腿前側放毛巾捲，能避免膝關節直接壓在床面造成疼痛。這個姿勢可維持 10-15 分鐘，一天數次。

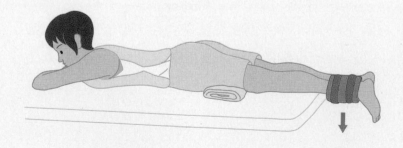

下肢肌力的重建

下肢肌力的重建，對於術後膝關節的功能恢復非常重要，特別是股四頭肌（大腿前側肌群）和膕旁肌（大腿後側肌群）的部分，通常在前十字韌帶重建手術之後，大腿都會有肌肉無力及萎縮的現象，因此應在術

後盡早開始漸進式訓練。

股四頭肌群等長收縮訓練

在前十字韌帶重建手術之後隔天，就可以開始做股四頭肌群等長收縮訓練。

● 股四頭肌訓練

訓練時放一個小毛巾捲在膝蓋下方，將另一腳彎起、踩在床上，受傷腳膝蓋出力往下壓毛巾捲，感覺大腿前側有緊繃感，但小腿不離開床面；維持 10 秒，重複 10 下，每天 6 回。

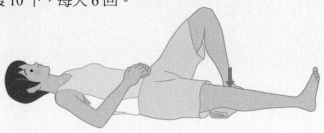

術後初期下肢閉鎖式訓練

約在術後 2-4 周可開始加入下肢閉鎖式訓練，同時配合醫囑，逐漸增加手術側的負重限制、到完全負重

（指全身的重量都可以放到手術腳上）。

● 坐姿足跟滑地訓練

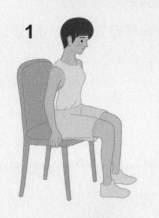

坐在椅子前緣，腳踩在地上，將腳跟沿著地板往前滑到膝蓋伸到最直，過程中腳跟不可以離開地面，接著再將腳跟沿著地板往後滑到感覺膝蓋有緊繃感，反覆做 10 組，每天 6 回；可在腳踝上綁沙包增加阻力。

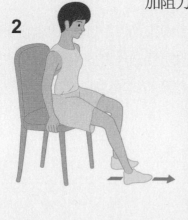

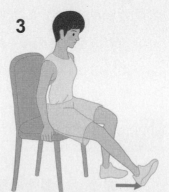

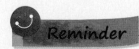

Reminder

在術後 6-12 周內應避免在腳掌懸空時，做小角度的膝蓋伸直訓練，以免對前十字韌帶產生張力，影響癒合。

膕旁肌（腿後肌）訓練

膕旁肌收縮時，會做膝蓋彎起的動作，同時也可以降低膝關節動作時對前十字韌帶所產生的張力，適當的訓練可保護受傷的韌帶。

開完刀初期的一些訓練動作中，就有包含到膕旁肌群收縮的動作，當膝關節彎曲角度達到 90 度後，就可進行站姿屈膝訓練，並漸近式在腳上綁上沙包，以增加訓練強度。

Reminder

若是進行「腿後肌肌腱移植之前十字韌帶重建手

術」，則要延後膝彎曲肌之肌力訓練運動，大約手術後
3 個月之後再開始做訓練。

● 膕旁肌訓練

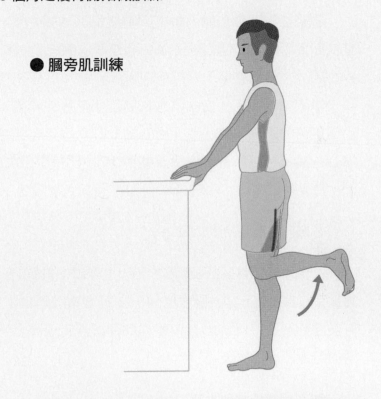

　　手扶桌子、保持身體直立，將手術腳膝蓋慢慢彎
起至 90 度，再慢慢回到原位，重複 10 下，每天 3-6 回，
可在腳踝上綁沙包或彈力帶，以增加訓練強度。

其他下肢肌力訓練方式

　　若要恢復運動功能，除了大腿肌群的訓練之外，髖關節周圍以及小腿肌的訓練，也是術後肌力訓練的重要部分。各種在床上執行的髖關節訓練，在手術後就可以開始執行了，但注意在運動時不可產生疼痛；小腿肌群的訓練，則是在手術腳被允許負重後再開始執行，建議可以做「扶牆站姿踮腳尖」，反覆做 10-15 下，每天 3-6 回。

各方向的直膝抬腿訓練

　　這組運動主要是加強髖關節附近的肌群，訓練時，應保持膝蓋伸直，並且動作要「慢」。若要增加困難度，可在腳抬起後停留 5-10 秒，或在腳踝綁沙包或彈力帶增加阻力。

● 正躺直膝抬腿訓練

　　正躺姿，健康腳膝蓋彎曲、腳踩在床上，手術腳膝蓋伸直放在床上，動作時保持膝蓋伸直、往上抬起

至膝蓋與另一腳同高，感覺大腿與膝蓋前側有緊繃感，
重複 10 下，每天 3-6 回。

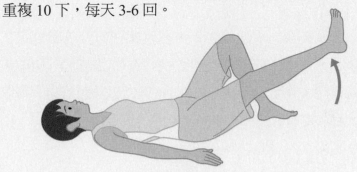

● **側躺往外直膝抬腿訓練**

　　側躺姿，健康腳在下，保持手術腳膝蓋伸直、身
體與大腿保持一直線，動作時，將手術腳往側面抬高
（往天花板方向），感覺臀部外側有緊繃感，重複 10
下，每天 3-6 回。

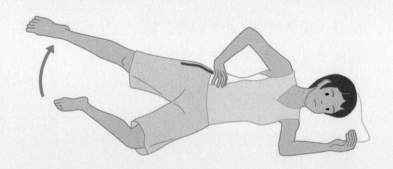

● 側躺往內直膝抬腿訓練

側躺姿，手術腳在下、健康腳往前跨讓腳板踩在床上，保持手術腳膝蓋伸直、身體與大腿保持一直線，動作時，將手術腳往內側抬高（往天花板方向），感覺大腿內側有緊繃感，重複 10 下，每天 3-6 回。

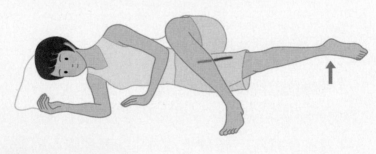

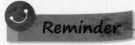

在手術後初期，如果運動訓練之後出現膝蓋疼痛與腫脹，應在運動後，執行冰敷 15-20 分鐘。

● 趴姿往後直膝抬腿訓練

趴姿，將手術腳往後抬高，過程中保持膝蓋伸直，

感覺臀部與大腿後側有緊繃感，重複 10 下，每天 3-6
回。手術後初期，可在大腿前側墊毛巾，避免壓迫到
傷口。

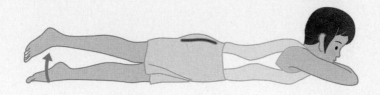

● **雙腳橋式訓練**

　將兩腳膝蓋彎曲 90 度、腳踩地板，將屁股抬離地
面、保持身體與大腿呈一直線，維持 10 秒，重複 10
下，每天 3 次。在急性期過後，可逐漸增加膝蓋伸直
的角度，加強膕旁肌的訓練。

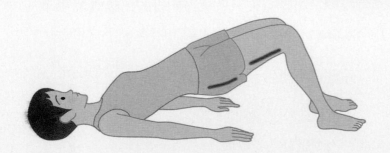

● 蚌殼運動

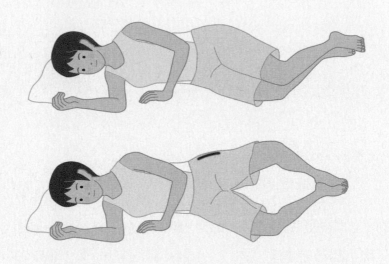

　　側躺姿勢，腳往前彎 45 度，保持兩腳跟併攏、上半身不動，將膝蓋往天花板方向打開，感覺髖關節外側有緊繃感，維持 10 秒，重複 10 下，一天 3 回。

重建柔軟度

　　當膝關節角度達到正常之後，應進一步訓練大腿前側、後側肌群的柔軟度。

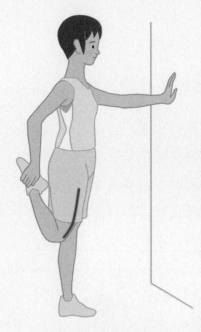

● 大腿前側肌群伸展

　　一手扶牆，保持身體直立腹部微縮，用另隻手將膝蓋彎至感覺大腿前側有緊繃感，維持 10-20 秒，重複 6-10 下。

●大腿後側肌群伸展

　　在坐椅上保持身體直立，並將欲伸展的腳膝蓋伸直、腳板勾起、腳跟踩地，另一腳則彎起平踩在地上以保護安全，感覺大腿後側有緊繃感，停留 10-20 秒，重複 6-10 下，當緊繃感逐漸變少，維持腰部挺直姿勢，將身體往前傾，以增加伸展幅度。

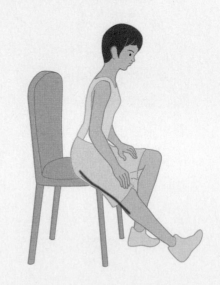

漸近式恢復運動功能與進階下肢肌力訓練

　　術後初期，可能會需要用輔具來協助行走，等到術後滿一個月，應該就可以開始練習正常行走，並根據肌力恢復狀況練習正常上下樓梯，大約在手術後滿 3 個月後，再開始恢復慢跑、騎腳踏車等有氧訓練。大約在術後滿一個月之後，由於活動需求增加，可以開始進行進階訓練。

● 滑牆運動

　　身體靠在牆壁上、兩腳與肩同寬並與牆壁間隔大腿長度的距離，以不會產生疼痛為原則。將膝蓋彎曲至45-60度，停留 10 秒後再回復至起始

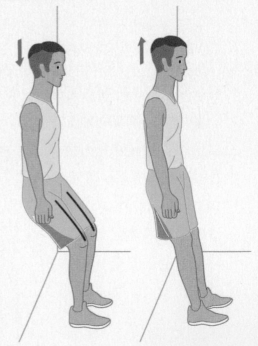

位置，重複 10-15 下，每天 3 回。若要增加難度，可將
健康腳往前多踩半步、或者踩在小臺階上，增加受傷
側的負重。

● 彈力帶微蹲訓練

　　身體保持挺直，兩腳踩著固定彈力帶，膝蓋微彎
60 度左右，同時保持膝蓋正對腳尖的方向，膝蓋前緣
不超過腳尖，讓彈力帶
跨過肩膀用兩手固定，
使彈力帶微微緊繃、不
鬆弛，動作時，慢慢將
膝蓋伸直站起，感覺大
腿前側有緊繃感，再慢
慢屈膝回復起始姿勢，
重複10-15下，每天3回。

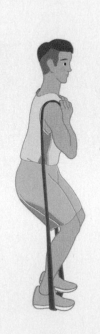
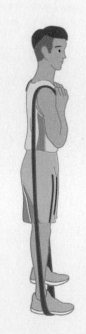

Reminder

　　動作過程中，應感覺大腿前側或膝蓋緊繃出力，不可出現疼痛。做滑牆或微蹲運動時，若膝蓋彎曲角度超過 60 度，前十字韌帶張力會明顯增加，因此建議訓練時，膝蓋彎曲角度應小於 60 度。

● 階梯訓練

　　建議術後滿 6 週之後再開始訓練，訓練初期先做上階梯訓練；若膝關節控制尚可，再加入下階梯訓練。

上階梯訓練 →

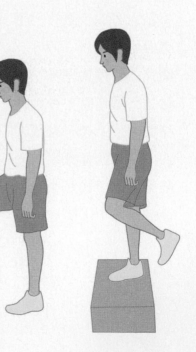

　　找一個 15-25 公分高的臺階，或找樓梯的第一個階梯來做訓練，在做上階梯訓練時，手術腳先往前上階梯、重心移到手術腳，此時健康腳會離地，接著再將健康腳踩回地面，這樣稱為 1 組，訓連時可反覆 10-15組，每天 3-6 回。若要進行下階梯訓練，動作則是相反，起始時，人站在臺階上，練習健康腳往前下階梯的動作。注意在訓練過程中，手術側的膝關節都要保持穩定、朝正前方，並扶扶手或牆壁以保持身體平衡。

● 側邊階梯訓練

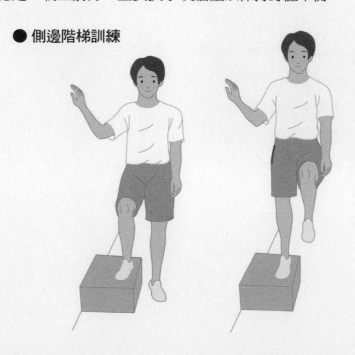

　　若要增加訓練困難度，可將健康腳抬高至大腿水平於地面。注意在訓練時不應有任何疼痛或不適感，請諮詢物理治療師，根據個人肌力恢復狀況來選擇適當的運動。

● 單腳微蹲訓練

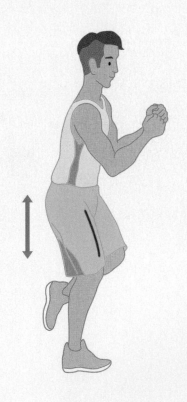

　　手術腳單腳站穩後，微彎膝蓋至膝蓋彎曲 45-60 度，感覺大腿緊繃出力，過程中要保持身體直立、膝蓋朝著腳尖方向，且膝蓋前緣不超過腳尖。重複 10-15 下，每天 3-6 回；初期訓練時可穿戴膝支架，並且一手輕扶牆壁以協助身體穩定。

重建平衡與動態控制

前十字韌帶受傷之後，膝關節的本體感覺以及動作控制會變差，這會讓未來再受傷害的風險增加。因此，下肢平衡以及動態穩定度的訓練，是術後訓練中不可或缺部分。一般會在手術腳可以完全承受體重之後開始訓練，初階訓練可以練習單腳站立平衡，目標是維持膝關節與身體穩定達 30 秒，並且可漸進式增加訓練難度。例如從一開始的睜眼訓練，改成閉眼訓練，增加本體感覺的挑戰，或者站在海綿墊等不穩定的平面上練習。

動態穩定度指的是做動作的過程中，保持身體重心穩定而不失去平衡，建議可做星狀延伸平衡訓練，訓練時，手術側站穩在星狀圖中心，將另一腳分別往前側、後外側和後內側延伸出去，用腳尖輕點地面，在身體不失去平衡、手術腳不移動位置的範圍內，盡量延伸到最遠的距離後回到原位。

● 單腳站訓練

　　訓練平衡與下肢靜態穩定度，訓練時將另一腳抬起，避免兩腳互相碰到，兩手扠腰，訓練時要保持身體穩定、站立腳不移動位置，目標是維持 30 秒。

● 星狀延伸平衡訓練

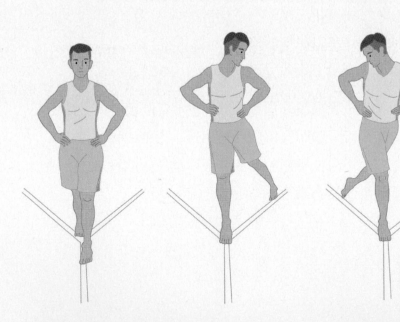

在地板上貼膠帶或是放標的物，手術腳站在星狀之中心位置，在保持身體穩定範圍內，將健康腳盡量往前側、後外側和後內側延伸出去，每個方向重複10-15 次，反覆 3-6 回。

重建爆發力與敏捷性

若要恢復籃球運動，下肢爆發力和敏捷性的訓練是訓練後期不可或缺的部分；在開始訓練之前，首先要有足夠的肌力當作基礎，下肢肌力至少已恢復至健康側的 80% 以上，並且手術側的膝關節不可有任何腫脹、疼痛或膝關節角度受限。

爆發力訓練項目建議可以做往前跳躍、往上跳躍、跳上箱子。若要增加訓練難度，可以逐漸增加跳躍的距離或高度，以及從雙腳跳躍改為單腳跳躍。敏捷性訓練可以做左右側併步、跑八字形、奔跑時轉換行進方向等。

● 跳上箱子訓練

兩腳與肩同寬、膝蓋朝前，起跳前先將膝蓋微彎至半蹲姿勢、身體略微往前傾、手臂往後擺動，利用手臂快速往前擺動同時兩腳出力往上跳，跳上箱子時動作要輕巧穩定，保持膝蓋微彎。訓練重複 10-15 組，反覆 3-6 回。

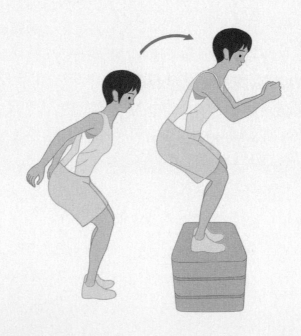

前十字韌帶受傷後，回歸球場的時機

前十字韌帶受傷之後，無論是否接受手術處置，通常需要至少半年到一年以上的復原與訓練；為了減少再次傷害風險，也建議至少在受傷或手術後 9 個月至一年以上，再恢復高強度運動。在恢復籃球運動前，應至少達到以下標準：

- 沒有任何疼痛、腫脹或膝關節不穩的狀況。
- 關節角度完全正常。
- 受傷腳的大腿股四頭肌群肌力為健康側的 85% 以上。
- 受傷腳的大腿膕旁肌群肌力，需完全恢復至與健康腳相同。
- 平衡測試完全達到標準，例如閉眼單腳站測試能維持 30 秒。
- 受傷腳功能性檢測結果，達健康腳的 85% 以上，例如單腳向前跳躍測試、往上跳躍測試等。

踝關節扭傷與處置方式

　　籃球運動中有很多左右側移、快速轉換行進方向、跳躍等動作，對於踝關節的控制與穩定度要求很高，如果在動作轉換時腳沒有踩穩，就可能導致腳踝扭傷，也就是俗稱的「翻船」。踝關節扭傷指的是腳踝附近的韌帶損傷，最常受傷的韌帶是前距腓韌帶（ATFL）、跟腓韌帶（CFL），分別位於腳踝的前外側與正外側的位置。

　　這兩條韌帶的功能，是維持踝關節外側的穩定度，限制踝關節被過度往下、往內翻，當瞬間受到的張力過大時，就會受傷；受傷情形可以嚴重程度分為扭傷、部分撕裂傷以及完全斷裂。

　　球場上最常見的腳踝扭傷狀況發生在跳躍落地時踩到其他球員的腳，由於落地時速度較快、加上體重的壓力，很多時候都是較嚴重的扭傷、甚至韌帶斷裂，還可能合併關節囊傷害、關節囊受損、踝關節內血腫、踝關節內側軟骨因撞擊而磨損等，通常在受傷當下就無法正常行走了。較嚴重的踝關節傷害可能合併骨裂

或骨折，因此，當傷害發生後，建議要就醫檢查以避免延誤處理。

急性踝關節扭傷發生時，立即性的保護與固定最重要，另外輔以冰敷、加壓、抬高可促進消腫；踝關節扭傷之後，僅僅是休息、「透過治療促進韌帶癒合」是不夠的，因為，受傷後踝關節的穩定度會變差，如果沒有透過適當地治療性運動訓練，可能會有「慢性踝關節不穩」的問題，導致踝關節反覆扭傷；完整的治療計畫應包含漸進式運動訓練，加強小腿肌力、柔軟度和踝關節穩定度。

踝關節扭傷回歸球場的時機

根據不同的韌帶傷害嚴重程度以及是否合併關節血腫等狀況，踝關節扭傷大約需要數周至 3 個月的修復與訓練，並且，為了避免反覆扭傷與「慢性踝關節不穩」，恢復訓練或比賽前，應達到以下條件：

- 已無腫脹與疼痛。
- 日常生活功能正常，可以正常行走、上下樓梯、蹲下起身活動沒問題等。

● 場邊熱身或功能性訓練時不會產生疼痛：例如可
　以先練習跑直線、快速轉換奔跑方向、各種防守
　腳步、 運球、運球過人等。

頭、臉的挫傷、創傷

　　運動健將阿德，考上大學之後就加入學校籃球隊，由於卓越的球技以及爆發力，擔任隊上的先發前鋒。這天球隊的教練邀請友校來打友誼賽，預替之後的大專聯賽做暖身。開賽之後，兩隊旗鼓相當，分數呈現拉鋸，一直到中場休息，仍是拚成平手。到了下半場，戰況更為激烈，兩方的攻勢越發猛烈，阿德更是憑藉球隊完美的戰術搭配以及自身能力，連連得分。

　　在對方一次傳球失誤之後，阿德趁機展開快攻攻勢，一路殺到籃下，準備上籃，但對方回防速度也如馬奔騰，很快的阿德前方就出現了防守球員，阿德原本想做個假動作閃避對手，卻不料在試圖過人時仍撞到對方球員，過大的撞擊力讓阿德直接抱頭倒地。

　　教練與其他球員見狀趕緊一擁而上：「阿德，你還

好嗎？現在有什麼症狀？」

　　阿德痛苦的回答：「我的頭好痛。」

　　教練大致觀察了一下，發現阿德除了左側頭部有些微腫脹之外，並沒有明顯外傷，他先請一位隊員去拿冰塊，緊接著問：「是這邊在痛嗎？會不會有頭暈、噁心、想吐之類的感覺？可以走嗎？」

　　稍作休息之後，阿德自行緩慢的起身：「除了頭部左側的地方很痛之外，目前沒有其他症狀，我可以起來走。」邊說阿德邊慢慢的走到球場邊。隊友將冰塊送到，教練對阿德說：「你先冰敷 15 分鐘，我請同學陪你，只要有任何不舒服，我們就去醫院。」

　　約過了 15 分鐘後，阿德仍有「稍微頭暈」的感覺，在教練與隊友的陪同下去醫院檢查。好在電腦斷層掃描的檢查結果，顯示並沒有骨折或顱內出血的情形。但醫師對他們交代：「目前檢查結果看起來是正常，不過因為頭部有遭受撞擊，還是至少要觀察 24-72 小時內的狀況，如果頭痛或頭暈越來越嚴重，或是出現噁心、嘔吐、健忘、兩眼無神、不平衡、睡不好……等等的情形，都要趕快回來醫院檢查，在這兩周內都先不要

做劇烈運動，以免如果萬一有腦震盪的情形，會變得更為嚴重。」教練將阿德撞到頭的事通知家長以及阿德系上導師，並請家長與導師一同觀察阿德的恢復情形。所幸，阿德頭部腫脹疼痛的狀況逐漸改善，也沒有出現任何腦震盪的症狀，並且在休息 2 周之後恢復了球隊訓練。

籃球比賽中，球員激烈攻防的過程中，難免會發生一些碰撞情形，一不小心就會造成臉部或頭部傷害，如果只是輕微的臉部擦傷、挫傷或流鼻血，只要經過適當處理，並不會影響打球，但如果是劇烈撞擊導致的傷害，可能造成眼睛傷害、牙齒斷裂、顏面骨骨折，甚至腦震盪，此時需要盡速就醫接受治療，以免傷害惡化，危及到健康安全。

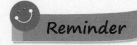

Reminder

有些外表的創傷是顯而易見的，但很多時候，即使表面上看起來沒有明顯外傷，也可能有潛藏的危機，

因此，該如何識別這些危險，也是保護球員很重要的關鍵。

常見的頭、臉傷害

在籃球運動中，大部分的頭、臉傷害都是撞擊所造成，最常發生的狀況是與其他球員身體碰撞、被其他球員的手肘撞擊、指甲刮傷，或者跌倒後頭撞到地板等等，而球賽中被蓋火鍋，也可能會發生臉部傷害。較常發生的傷害是嘴唇、顏面部、眼睛附近皮膚擦傷或撕裂傷，而撞擊所造成的頭部傷害，大部分是挫傷，但也可能有骨折或腦震盪的發生。如果只是輕微的擦傷或挫傷，並不影響球員運動功能，通常會等到比賽結束之後再進行處理，但若有較明顯的出血現象，例如較嚴重的擦傷或撕裂傷，或傷口在眼睛附近，則必須暫時離場，進行場邊醫療處置。

球員在頭部遭受撞擊後，通常會倒在地上無法起身——當然不排除，可能有故意影響比賽節奏的情形，但根據籃球比賽規則，此時裁判會上前確認狀況，並判傷停（因有球員受傷，而暫停比賽計時）；若球員約

15 秒無法立即繼續比賽，就會讓場邊醫生或其他醫護
／防護人員進入場內，進行初級評估，並用適當的方
式讓球員離場，由替補球員上場。

傷害的鑑別診斷

籃球場上的頭、臉部傷害主要發生在比賽中，雖
然發生率比起其他部位少很多，卻有可能會影響球員
往後的健康甚至危及生命。當籃球場上發生較嚴重的
頭臉部撞擊情形，例如運球進攻時因防守球員阻擋犯
規而撞到頭部、因撞擊跌倒而頭撞到地板等，會需要
立即性的檢查評估，以確認傷害種類及嚴重程度：

檢查生命徵象

是否呼吸道暢通、有自主呼吸、循環正常⋯⋯

評估是否有腦部或頸椎傷害

是否有噁心、嘔吐、走路不穩⋯⋯等神經學症狀，
或者頸部是否有劇烈疼痛或肌肉僵硬⋯⋯

觀察外觀

頭臉部外觀是否有任何不對稱或怪異的地方。

是否有任何開放性傷口，評估傷口的嚴重程度

包含傷口位置、範圍和深度等。

檢查頭臉部的骨突處是否有任何觸壓痛

例如額頭、下巴、顴骨、顳顎關節、顱骨等，以評估是否有骨折、關節脫位等狀況。

嚴重的挫傷有時容易與骨折混淆

當發生骨折時，會有局部觸壓痛、瘀血、腫脹等情形，若是鼻骨骨折，會有流鼻血的症狀，若是眼眶骨折，則可能會影響視力，當出現以上症狀時，建議需就醫檢查，以免延誤治療。

頭部挫傷或是腦震盪

頭部挫傷，指的是頭部被直接撞擊時發生的局部

傷害，輕微的挫傷可能只是造成皮下瘀血，但嚴重的挫傷則可能會造成顱內出血，屬於腦部傷害的一種；而腦震盪則影響較為廣泛，屬於輕度腦部傷害。

　　在籃球運動中，頭部傷害較常發生於青少年與年輕球員，特別是男性球員，但不僅限於此；有時會被誤以為僅是頭部皮下出血，而沒有接受進一步檢查與處置，這對球員的健康危害很大，甚至可能致命，因此，謹慎的評估非常重要。

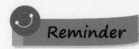

Reminder

　　當球員在籃球場上發生頭部撞擊事件時，首先要先確認是否有任何中樞神經受損的症狀，以排除腦震盪的情形：

- 意識狀態改變，是否有失去意識的情形？
- 是否會頭痛、頭暈、噁心、嘔吐，或是「感覺很不對勁」等症狀？
- 是否有兩眼無神、反應遲鈍、困惑或是記憶力受損的情形？

● 平衡是否受到影響？

● 個性或行為是否有改變？例如變得焦躁、易怒等。

有些症狀並不會在受傷當下就發生，一般會至少
觀察 24-72 小時，只要發現上述症狀，就需立即
送醫做進一步的檢查與治療。

移動球員前，需先排除頸椎傷害！

雖然頸椎傷害在籃球運動中較不常發生，但有時
在頭部被劇烈撞擊時，也會同時對頸椎造成傷害。如
果球員有脖子痠痛、脖子肌肉僵硬、手麻或無力、奇
怪或不對稱的頭部姿勢等症狀時，就很可能有頸椎傷
害，此時不可以任意移動傷者，必須先用頸圈固定住
頸部之後，再用擔架移動傷者。

擦傷或撕裂傷的緊急處置

輕度的擦傷僅是表皮層磨破，有微血管的破裂，
會在皮膚上有點狀出血、滲出組織液，但並不會長疤
痕，較嚴重的擦傷則會傷害到真皮層，傷口會出血、
未來會有疤痕組織生成，而撕裂傷則是更深入到皮膚
以下的肌肉層，需要手術縫合。比賽中如果發生輕微

擦傷，傷口基本上會自動止血，因此通常會等到比賽結束之後再做處理，而較嚴重的擦傷或撕裂傷，由於傷口較深、出血明顯，就需要立即離場做處理，等到出血狀況被控制後才能再度回到場上。

臉部傷口護理原則

- 以紗布壓住傷口止血，如果出血較嚴重需壓 10-20 分鐘，期間避免一直打開紗布觀察止血情形，以免紗布黏到傷口上，將傷口的結痂掀開。
- 以生理食鹽水沖洗傷口，將傷口上和附近的髒東西清理乾淨，如果傷口位置接近眼睛，注意沖洗時要避免血液或髒汙流進眼睛。
- 如果傷口較深可使用抗菌軟膏，從傷口中心由內而外塗上薄薄一層；如果是四肢或其他部位的傷口，也可用碘酒消毒傷口及周圍附近的皮膚後，30 秒內再以生理食鹽水沖洗乾淨，但臉部傷口沖洗較為困難，建議避免使用碘酒消毒。
- 臉部的傷口不需包紮，因為保持傷口濕潤更利於癒合，而紗布或 OK 繃會吸收傷口上的液體，

讓癒合速度變慢，如果是四肢或其他部位的傷口，為避免汙染，可以用無菌紗布蓋住傷口，或用濕潤性敷料包紮傷口，臉部傷口較不易被汙染，可以不需包紮。

● 如果出血情形較為嚴重，加壓 20-30 分鐘後仍未止血；或是局部有紅、腫、熱、痛或化膿等發炎感染情形，需送醫治療。

流鼻血的緊急處置方式

流鼻血也是籃球場上發生球員碰撞時常發生的狀況，此時應先離場，將頭部前傾並按壓鼻翼 5-10 分鐘，由口呼吸，同時可在前額與鼻梁冰敷。在血止住後數小時內，都應避免擤鼻子或撞擊鼻子。如果 15 分鐘內無法止住流血情形，鼻子附近有瘀血、腫脹及疼痛，則需考慮是否有鼻骨骨折，得送醫處理。

● 流鼻血的處理

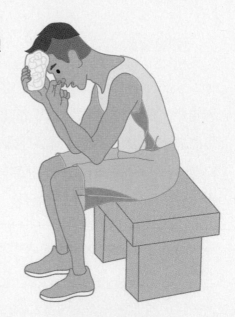

頭、臉挫傷及腦震盪的緊急處置

　　輕微的挫傷可以照一般急性傷害處理程序處置，施以冰敷、加壓、保護等，如果是頭部挫傷，可以先讓受傷球員躺在安全的地方、將頭部稍微墊高，待腫脹及疼痛消除，並不需要特別的處置。但如果出現頭痛、暈眩或其他神經學症狀，則需立即送醫做進一步檢查與處置。

回歸球場的時機

　　大部分的擦傷只要經過適當的處理，就能立即回到場上，傷口通常數天至 2 周就能自行癒合。較嚴重的擦傷或撕裂傷，可能需要手術縫合，根據傷口大小約需 2-6 周的癒合時間。若有流鼻血狀況，在經過處理後，建議至少隔一天再恢復打球，以免造成再度出血；而如果有挫傷造成的瘀血或腫脹，根據受傷程度，至少需要數天至數周消腫及癒合。

　　至於頭部挫傷或腦震盪的情形，即使球員在休息之後覺得沒有任何症狀，最少在 24 小時之內，都不可再回到場上，並最少觀察 1-3 天是否有腦震盪的症狀，甚至在受傷後的 7-10 天內，也要注意是否出現任何頭痛、頭暈等腦震盪後症候群的症狀，如果觀察結果為一切正常，才允許球員重新恢復打球。

膝蓋前側疼痛

　　阿臻從小就喜歡打籃球，考上大學之後，更是加入系上的籃球隊，參加每周兩次的球隊訓練。練了幾個月之後阿臻發現，每次練球的時候左膝都會有輕微疼痛感，特別是在上籃或是其他跳躍動作時，疼痛感最為明顯。阿臻擔心的問隊上的學姊該怎麼辦，並在學姊的建議下，在每次打完球之後都在膝蓋做冰敷。但每次只要她一打球，又會開始覺得膝蓋不舒服，這樣的狀況持續了好幾個禮拜，甚至最近阿臻偶爾在下樓梯時，也會感覺到膝蓋有輕微的不適感。阿臻決定去醫院，請醫生看膝蓋到底是怎麼了。

　　醫師在詢問病史之後，幫阿臻做了 X 光檢查：「妳的膝關節骨頭本身沒有問題，不過 X 光片上看起來，髕骨，也就是膝蓋骨的位置，比一般人往外偏移，應

該是髕骨股骨症候群，我把妳轉介到物理治療心，物理治療師他們會教妳一些訓練方式，改善膝蓋疼痛的問題。」

在做了一些理學檢查以及病史的詢問之後，物理治療師說：「在膝蓋伸直、彎曲的時候，髕骨會沿著膝關節往上、下滑動，如果滑動的時候動作不順，髕骨股骨關節內的壓力就會增加，進而造成疼痛。剛剛在做單腳微蹲測試的時候，因為妳的髖關節外側的肌群較為無力，下肢動作控制也比較差，膝蓋會往內側偏移，這容易增加膝關節以及髕骨股骨關節的壓力，造成膝蓋疼痛。另外，大腿外側的髂脛束太緊，也是造成妳髕骨滑動不順的原因之一。」

「我每次打完球都會冰敷，不過好像每次打球的時候都還是會痛，請問我該做什麼治療呢？」阿臻問。

「髕骨股骨症候群並不是一個疾病，只是因為各肌群肌肉緊繃和肌力狀況不平衡，還有動作控制不良，所導致的膝蓋前側疼痛；處置上以運動訓練為主，首先要放鬆過於緊繃的髂脛束，再來是要針對髖關節外展和外轉肌群做肌力訓練，等到肌力加強之後，要進

一步訓練下肢的動作控制，在起跳、落地等動作的時候，要能保持膝蓋正對腳尖、不會往內撇。」物理治療師回答。

「請問治療師，那我還可以繼續打球嗎？」

「妳的肌力和下肢動作控制比較差，這些問題也同樣是造成前十字韌帶斷裂的危險因子，以最安全來說，建議還是先暫停或只參加部分球隊練球，至少先做幾周的治療性訓練之後，再逐漸恢復完整訓練。」

阿臻面有難色：「可是一個月之後我們就要比賽了，我還是很希望可以繼續參加練球耶，如果穿護膝，會有幫助嗎？」

「如果穿戴中間挖洞式的護膝，可以幫助支持膝蓋、穩定髕骨的位置，膝蓋的貼紮也可以達到同樣的效果，但因為妳最主要的問題是髖關節肌力不足、以及下肢動作控制不足，這些保護方式可能無法完全解除妳的疼痛問題；不過，如果疼痛程度不會影響運動功能、而妳又很希望能繼續打球的話，還是可以繼續參加球隊練習。但是如果疼痛狀況已經影響妳的動作，或是在日常生活中也出現膝蓋疼痛，就還是要先休息、

做治療性訓練！」物理治療師說。

長期過度使用的慢性傷害，膝蓋前側疼痛

　　膝蓋前側疼痛是籃球運動中最常見的膝蓋問題之一，通常不是一次的傷害事件所造成，而是長期過度使用所造成的慢性傷害。籃球運動中需要很多衝刺、跳躍、快速變換方向、急停轉身等動作，對於膝關節的負擔非常大。如果訓練或比賽強度超過負荷，就有可能產生膝蓋前側疼痛；若是再加上髖關節或大腿肌群肌力不足、或者在打完球後沒有進行適當的伸展運動或肌肉放鬆，更是會增加前膝疼痛的風險。

　　造成籃球運動員前膝疼痛的可能原因有很多，最常見的是「髕骨肌腱炎／病變」以及「髕骨股骨症候群」；前者俗稱「跳躍膝」，最明顯的症狀是在跳躍時會出現膝蓋疼痛；後者則是在蹲、或是上下樓梯時會有疼痛。「髕骨股骨症候群」其實並不是一個明確的診斷，而是一系列症狀的總稱，由於初期症狀可能不會影響運動表現，因此常被忽略，導致情況越來越嚴重，甚至可能影響生活功能。

髕骨股骨症候群

　　髕骨也就是俗稱的膝蓋骨，和股骨（大腿骨）形成了一個關節，稱為「髕骨股骨關節」。

　　在膝關節彎曲或伸直時，髕骨會沿著股骨內髁與外髁所形成的軌道中往下及往上移動，但如果髕骨滑動軌跡不正確，會造成局部的關節面壓力不正常的增加，導致疼痛產生，常見的症狀是在奔跑、蹲低左右側移的時候出現膝關節附近的疼痛，膝蓋彎曲角度越大症狀越明顯，嚴重時會影響上下樓梯、下蹲等功能，這些症狀統稱為「髕骨股骨症候群」。

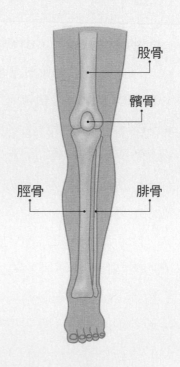

股骨

髕骨

脛骨　　　腓骨

受傷機制與危險因子

「髕骨股骨症候群」通常不是單一因素所引起的，常見的危險因子包含下肢肌力不足、髕骨附近的肌肉不平衡、動作控制不佳、扁平足等等，髕骨的滑動軌跡會受到下肢本身的結構或位置、股四頭肌肌力、膝蓋外側的髂脛束等因素影響。

在正常結構中，由於下肢骨骼排列以及形狀的關係，髕骨的位置會比較偏向外側，此時如果位於膝蓋外側的髂脛束太過緊繃，可能會導致髕骨的滑動軌跡更往外偏移，導致髕骨與股骨外髁的摩擦，此時可能會聽到清脆的「喀啦」聲，若再加上股四頭肌的肌力不足，導致關節面的壓力不正常的分布與增加，就可能產生疼痛。

除了膝蓋附近的肌肉外，也需要考量髖關節的部分，髖關節的外側肌群包含髖外轉肌和外展肌的肌力若較差，會導致在跑跳等運動時，下肢排列更為接近X形，相對來說，髕骨的位置會更為偏外，增加「髕骨股骨症候群」的風險。最直接的檢測方式就是，讓

疼痛腳做出單腳微蹲的動作，觀察膝蓋是否會往內偏移。

　　「髕骨股骨症候群」在女性籃球員的發生比率比男性高，除了女性先天生理結構上較容易讓髕骨往外偏移之外，肌力與下肢動作控制較差也是影響因素，例如在起跳落地時，女性籃球員較容易有膝蓋往內偏移的動作。

　　● 單腳微蹲測試

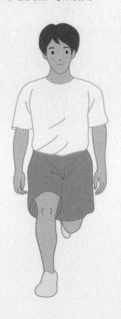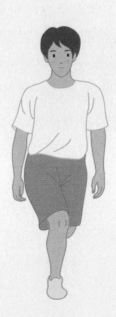

　　一般單腳微蹲姿勢中，骨盆會保持水平、膝蓋正對著腳尖（如左圖），但若髖關節外側肌群無力，或下肢動作控制不良，則在做單腳微蹲時，膝蓋會往內側偏移、骨盆會傾斜（如右圖），容易造成髕骨股骨關節壓力變大，增加髕骨股骨症候群的風險。

鑑別診斷

　　並不是所有膝蓋前側的疼痛都是「髕骨股骨症候群」，其他像是髕骨肌腱或股四頭肌肌腱的發炎或病變、髕骨軟化症、膝關節鄒壁症候群、膝蓋半月板退化等，都會有前膝疼痛的症狀，因此，當前膝疼痛發生時，都應尋求醫師及物理治療師的檢查與評估，進行適當的治療與訓練，以避免症狀加劇。另外需要注意的是，「髕骨股骨症候群」的很多危險因子，同樣是造成其他嚴重膝蓋傷害，例如十字韌帶斷裂的潛在原因，無論症狀是否會影響運動功能，都應接受檢查找出疼痛原因。

「髕骨股骨症候群」治療性運動訓練

造成髕骨股骨症候群的危險因子有很多，相關的治療與訓練，會根據每個人的狀況不同而有所調整，主要的目標是症狀控制、加強不足的肌力以及柔軟度、以及下肢動作控制訓練。一般來說，針對性的運動訓練就能看到很好的效果，通常需要 8-12 周左右的訓練期，就能有效的降低前膝疼痛的症狀。

症狀控制

前膝疼痛的症狀會受到膝關節角度與活動情形影響，通常在一般情況下不會感受到疼痛，而是在下蹲、上下樓梯、起跳或落地時才會出現疼痛症狀，疼痛的程度大多為輕度到中度，較少有劇烈疼痛的狀況，通常只要避開會疼痛的動作或姿勢，就能控制症狀，但如果局部已經有一些發炎情形，出現紅、腫、熱、痛，表示局部的壓力已經造成附近組織的刺激與發炎，例如滑膜發炎等，此時就需要透過服用非類固醇性抗發炎藥物、局部冰敷等方式來減緩發炎反應。

下肢肌力訓練

以大腿肌群來說，股四頭肌與膕旁肌群的訓練對於減緩疼痛同樣重要；髖關節的外轉肌及外展肌也是減少膝蓋壓力、改善症狀的重點肌群。

訓練方法大致上可分為「開放鏈運動訓練」和「閉鎖鏈運動訓練」；以一般的肌力訓練原則來說，建議每周進行至少 3 次的訓練，每次做 3-4 回訓練運動。

● 開放鏈運動訓練

較能針對單一較弱的肌肉群進行肌力訓練，訓練時關節動作較為單一。

● 閉鎖鏈運動訓練

較具功能性的一種訓練方式，訓練過程中並不會只用到單一的肌肉群，而是涵蓋多組肌肉群的相互協調。

● 直膝抬腿訓練

目的是訓練大腿前側肌群，主要是股直肌。躺姿下將健側腳彎起踩在墊子上，將訓練腳的膝蓋伸直，

並往上抬高至 45 度角，可
根據能力停留 5-10 秒，重
複 10-15 下。

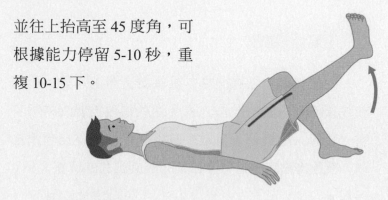

● 側抬腿訓練

　　訓練臀中肌，出力時應感覺臀部外側偏後方有肌
肉緊繃感。若要訓練右腳，左側躺後將右腳膝蓋伸直、
讓身體與右腳呈一直線，將左腳曲起以維持身體穩定、
不晃動，將右腳往側邊抬高，並依個人能力將腿抬至
水平或水平以上 30 度左右停留 5-10 秒，重複 10-15 下。

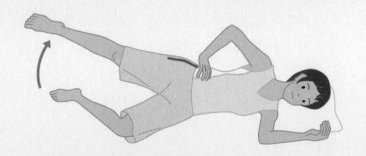

Reminder

　　注意在側抬腿過程中，要保持上半身不動，不可有往後倒或扭腰的動作，並且注意腳要持續保持與身體一直線、膝蓋朝正前方，避免其他肌肉做出代償動作，在正確動作中應有臀部肌肉收縮出力的感覺。

髂脛束柔軟度訓練

　　髂脛束起始位置在髖關節外側，往下沿著大腿外側接到膝關節後分為兩部分，分別接到髕骨以及往下走到脛骨近端。髂脛束提供膝蓋外側穩定度，若是髂脛束過於緊繃，會導致髕骨位置偏外以及滑動軌跡往外偏移，導致關節面產生摩擦。

　　大腿前、後側的肌群如果過於緊繃，也容易導致膝蓋壓力增加。因此除了下肢的肌力訓練之外，也應建立適當的柔軟度。若要增加髂脛束柔軟度，可以使用滾筒、網球、按摩球等進行局部放鬆，也可以做伸展運動。

● 髂脛束解剖圖

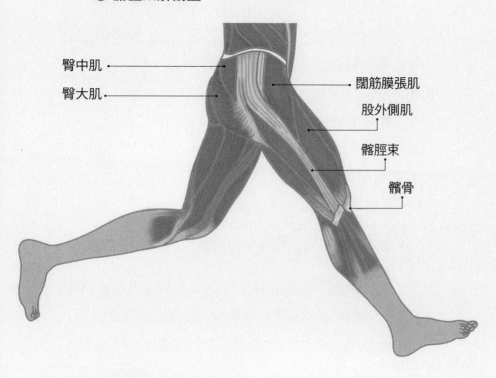

臀中肌

臀大肌

闊筋膜張肌

股外側肌

髂脛束

髕骨

● 髂脛束伸展運動

欲伸展側靠近牆壁，保
持上半身挺直、骨盆水平，
將欲伸展的腳往後交叉到對
側，骨盆水平往牆壁方向靠
近，感覺大腿外側有些微緊
繃痠痛即停止，維持 15-20
秒，重複 3-6 回。

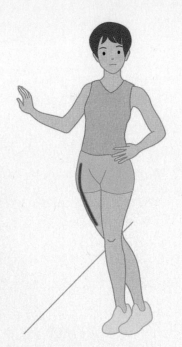

● 側躺姿，用網球按摩髂脛束

因為身體結構的限制，有許多人無法透過伸展運
動來放鬆髂脛束，因此，如果伸展運動無法達到成效，
則建議選擇按摩方式放鬆髂脛束。以網球按摩為例，
可以在側躺姿勢下進行：

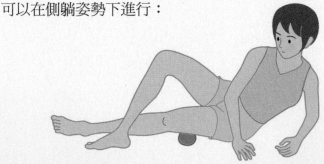

　　沿著大腿外側找到壓下去會痠痛的點，大多位於大腿下三分之一，再將網球壓在該處，按壓上去後不要移動球的位置，有痠痛感即可，等到痠痛感逐漸降低後，再換一個位置繼續按壓。注意在按壓時，可用手和另一腳來控制按摩的力道，避免造成按摩的位置壓力太大而產生疼痛。

● **站姿，用網球按摩髂脛束**

　　將身體側面面對牆壁，利用牆面固定網球，並用身體往牆壁靠近的力量做按摩。

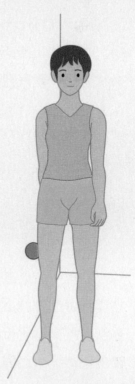

股四頭肌群伸展

一手扶著桌子或牆壁以保持平衡，把要伸展的腳膝蓋彎起、用手拉住腳踝，保持上半身直立，將大腿盡量往後延伸至感覺大腿前側有緊繃感，維持 15-20 秒，重複 3-6 回。

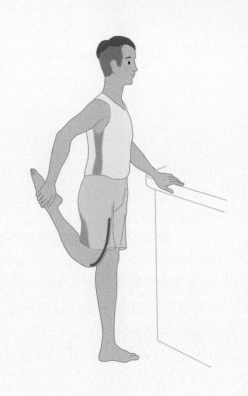

:) Reminder

過程中如果產生膝蓋疼痛，則應停止伸展，先向物理治療師諮詢以確認是否能做這項訓練，如果因為局部已經有發炎反應則不能將膝蓋彎曲過大，以免關節內壓力太大而導致疼痛，此時應改為使用滾筒或按

摩棒，直接放鬆大腿前側緊繃的組織。

膕旁肌群伸展

大腿後側肌群
的伸展方式，根據每
個人的柔軟度不同有
很多種，柔軟度較差
的人，可坐在椅子上
的伸展。伸展時坐在
椅子前緣，保持腰背
挺直、膝蓋伸直、腳
板微勾，應感覺大腿
後側肌肉有緊繃感。

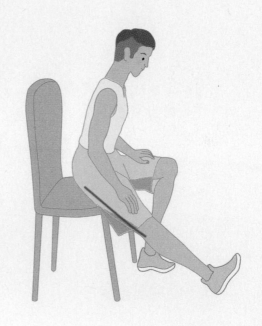

● 進階膕旁肌群伸展

若柔軟度中等的人，則可以做進階伸展，例如將
腳放在約 30 公分高的箱子或椅子等物品上，膝蓋伸
直，保持上半身挺直之後，身體往前傾至感覺大腿後
側有緊繃感，停留 15-20 秒，重複 3-6 回。伸展過程中

只能有緊繃感而不可有疼痛產生，應避免拉力過大而
導致肌肉拉傷。

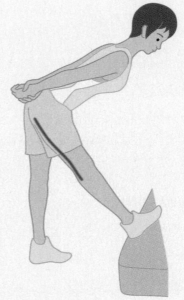

貼紮與護膝

　　無論是穿戴護膝或用任何一種貼紮，目的都是為
了支持膝蓋、降低髕骨股骨關節間壓力以及降低疼痛，
在運動訓練還沒出現成效前，可以減少疼痛並促進運
動功能，但不建議長期使用，以免大腿肌力變差。

　　護膝一般會選用中間有挖洞型，可以避免直接壓
迫到髕骨，提供髕骨穩定及膝關節支持。優點是穿脫

方便，缺點是並非完全貼合皮膚、夏天時會較悶熱。

中間有挖洞型護膝 →

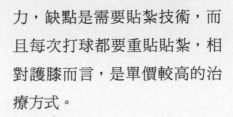

貼紮的方式有很多種，但基本上貼法會有點類似護膝，將髕骨包在中間、由兩側來支撐膝蓋，優點是會完全貼合在皮膚上、有較佳的支撐力，缺點是需要貼紮技術，而且每次打球都要重貼貼紮，相對護膝而言，是單價較高的治療方式。

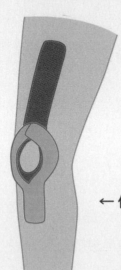

← 保護膝蓋的彈性貼紮

髕骨股骨症候群回歸球場的時機

髕骨股骨症候群是與膝蓋動作有關的綜合症狀，主要是會在下蹲、上下樓梯等膝關節彎曲角度較大時發生，如果沒有明顯影響運動功能的話，很多時候球員並不會停止訓練及比賽，甚至不一定會接受治療。

一般來說，如果症狀不會影響動作功能，也的確不需要暫停訓練及比賽，但在打球過程中，容易造成膝蓋負荷過大，因此會建議先進行調整式訓練，避免做出會引發疼痛的動作，例如起跳落地時膝蓋彎曲角度過大；另外也可以接受貼紮或穿戴護膝，以減輕膝蓋的負擔。

降低運動過程中膝蓋負擔、同時進行運動訓練，可有效改善疼痛症狀，一般訓練 8-12 周後就可明顯看到效果。若要恢復完整籃球訓練或比賽，應至少達到以下標準：

- 運動過程中以及結束後都沒有疼痛症狀。
- 受傷側膝關節肌力至少為健康側肌力的 90% 以上。

髕骨肌腱病變

籃球運動中有許多奔跑中急停、跳躍的動作，這些動作會對髕骨肌腱產生很大的張力，當負擔超過肌腱本身的強度時，就會造成肌腱傷害，如果是一次激烈的比賽或訓練後，髕骨肌腱出現急性疼痛以及其他發炎症狀，就被稱為「髕骨肌腱炎」，或「反應性肌腱病變」；但如果是反覆訓練或比賽之後逐漸產生的疼痛，肌腱局部並沒有出現發炎因子，則稱為「髕骨肌腱病變」，或「退化性肌腱病變」。無論是哪一種，都會有前膝疼痛的症狀。

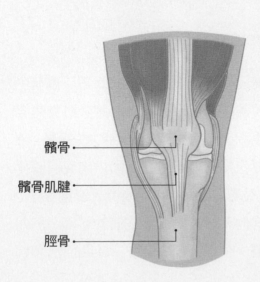

髕骨

髕骨肌腱

脛骨

髖骨肌腱的功能是增加股四頭肌群的工作效率，儲存及釋放大腿股四頭肌收縮後所產生的能量，產生許多爆發力的動作，若肌腱強度不足，就可能因過度使用而受傷。

根據統計，髖骨肌腱病變較常發生在專業籃球員中，而且以男性籃球員的發生率居多；臨床症狀是在跳躍、落地或急停後起跳等對於髖骨肌腱負擔比較大的動作中，在髖骨肌腱出現疼痛，疼痛的位置大部分位於髖骨下方的位置，少數則是在髖骨肌腱遠端（靠近脛骨）的位置，並且會影響運動功能。

髖骨肌腱病變的診斷

髖骨肌腱病變只靠休息不會好，因此當反覆發生前膝疼痛症狀時，就應尋求醫療協助。髖骨肌腱病變的診斷主要是由臨床症狀來做判斷，例如在奔跑、跳躍等會對髖骨肌腱產生較大張力的活動中出現前膝疼痛、在髖骨肌腱的位置有壓痛點、功能受到影響等等；另外也要先排除其他可能造成前膝疼痛的原因，例如股四頭肌肌腱病變、髖骨股骨症候群、膝關節滑膜鄒

壁症候群……等。

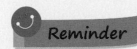

　　肌腱病變是一種肌腱退化的狀況，因此也無法被「治癒」，治療目標是透過一些治療因子以及運動訓練，降低疼痛以及恢復運動功能。

髕骨肌腱病變後，回歸球場的時機

　　當髕骨肌腱病變發生時，建議要先暫停訓練以及比賽，如果在接受訓練或治療的過程中，持續進行一些對髕骨肌腱負擔過大的運動，例如籃球運動中的跑、跳，都對髕骨肌腱造成很大負擔，治療與訓練效果會變差，應該遵從漸進式訓練原則，根據自身訓練與恢復程度，逐漸恢復到籃球專項訓練。

　　若要恢復完整訓練或比賽，應至少達到以下標準：

- 運動過程中以及結束後都沒有疼痛症狀。
- 受傷側膝關節肌力至少為健康側肌力的90%以上。

大腿的肌肉傷害

　　寒假的最後一天，阿名約了一群球友到社區籃球場切磋，順便燃燒假期中累積下來的多餘能量。一大早，空氣冷冷的，幾個先到球場的人，就各自在場邊拉筋伸展。

　　「來啊，打球了！」阿名邊運球邊吆喝著大家。

　　第一場切磋，大家以熟悉球感為目的，畢竟寒假期間大家也好一陣子沒有打球了。過了約莫半小時，又有幾個球友姍姍來遲。

　　「你們怎麼這麼晚到啊？快來！」阿名在場上喊著。

　　晚到的阿哲稍微活動了一下手腕腳踝，就跑向場內。

　　「我們人數剛好打全場，來比賽吧！」有人提議下，大夥很快的就分好隊伍，開始在場上互軋球技。沒一會，阿哲抄到球，立刻快速的往籃下衝去，卻在運球

衝刺中，阿哲突然感覺左大腿後側疼痛，讓他不得不放慢速度停步下來。

「阿哲你怎麼了？」

「剛大腿後側刺痛，可能是有點拉傷。」阿哲邊揉邊懊惱。

「是喔，你要不要先到旁邊休息一下？」

「現在不痛了，應該還好啦！」

可是當天回家後，阿哲發現大腿後側疼痛越來越嚴重，在家裡也做了三天的冰敷，疼痛依然存在，甚至走路的時候也會感覺大腿後側有緊繃感，在媽媽的碎碎念下，阿哲只好去看醫生。

「你是大腿後側肌肉輕度拉傷，因為已經超過三天了，建議開始改做熱敷，這一兩個禮拜先不要做劇烈運動或快走，你去給物理治療師看看，讓它們教你做一些治療性的運動。」

物理治療師做完理學檢查後對阿哲說：「因為你是三天前受傷，今天可以開始做熱敷，一次 20 分鐘，每天做 3 回。另外也可以開始在不痛範圍內，做溫和的伸展運動和運動訓練，每個動作一次停 10 秒，做 6-10

次。」

「現在就開始做運動，不會影響復原嗎？」

「因為肌肉拉傷在癒合過程中，傷口會長疤痕組織進去，疤痕組織的延展性比較差，所以你會感覺大腿後側有緊繃感，適度的伸展運動可以增加疤痕組織的延展性，減少緊繃的感覺。而且，適當的運動訓練，可以避免你的肌肉萎縮、促進功能恢復。當然，所有動作都要在不痛的範圍內，才不會影響傷口癒合。」

過去受傷史
是導致同部位再次拉傷最重要的危險因子

大腿肌肉傷害是籃球運動中常見的運動傷害之一，在訓練或比賽中最常發生的受傷部位，是大腿前側的股四頭肌和後側的膕旁肌；有時是在快速奔跑、轉換方向或跳躍的過程中突然拉傷，有時是因為被直接撞擊而造成挫傷。嚴格說起來籃球運動並不算接觸性運動，但在攻守的過程中，球員之間距離很近，仍然容易發生碰撞造成挫傷。

輕微的拉傷或挫傷並不會影響運動功能，很常被

球員忽略，這可能導致傷害越來越嚴重，或是二次傷害；以肌肉拉傷來說，「過去受傷史」是導致同個部位再次拉傷最重要的危險因子，因此當肌肉傷害發生時，適當的處置以及完整的恢復訓練，對於讓球員安全的回到場上、避免二次傷害來說非常重要。

肌肉常見受傷機制

肌肉傷害有不同的受傷機制，分為由外力撞擊以及內部拉扯力兩種狀況。

外力撞擊

直接的外力撞擊會導致肌肉挫傷，被撞擊到的部位會有肌肉纖維斷裂以及局部血腫的情形。

內部拉扯力

主要來自於肌肉主動收縮，肌肉收縮產生的拉力可能會導致急性肌肉拉傷、或是因過度使用所造成的延遲性肌肉痠痛（DOMS）。肌肉拉傷主要發生在肌肉在做離心收縮時，最常發生在接近肌肉與肌腱接合處，

而肌腱是連接肌肉和骨頭的組織的位置，拉傷發生時，肌肉纖維會斷裂，附近的組織也可能會有受損，根據受傷的程度，可能會有局部疼痛、無力，甚至瘀血的情形。

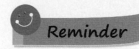

Reminder

　　肌肉的收縮型態可以分為向心和離心，向心收縮是為了要「產生力」使關節移動；離心收縮是為了要「控制」關節移動的速度，例如在起跳和落地動作中，起跳時肌肉會做向心收縮產生向上跳的力，而落地時肌肉則是做離心收縮，控制落地的速度。

　　延遲性肌肉痠痛被歸類為最輕度的肌肉拉傷，但因為肌肉纖維其實並沒有真的破裂，只是局部有發炎反應，因此並不是典型的肌肉拉傷，延遲性肌肉痠痛通常在激烈的訓練或比賽之後 24 小時發生，過度使用的肌肉會有痠痛、僵硬的感受，不適感大約在 2-3 天左右達最高峰，約 3-5 天左右逐漸緩解。

常見的股四頭肌群拉傷

在籃球運動中，最常發生傷害的是股四頭肌群和膕旁肌群。股四頭肌群位於大腿前側，由四條肌肉組成，包含股直肌、股外側肌、股內側肌和股中間肌，四條肌肉共同形成股四頭肌肌腱。

● 股四頭肌群解剖圖

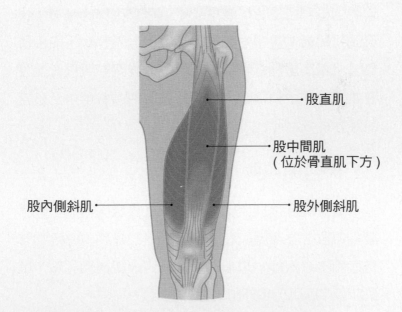

股直肌

股中間肌
（位於骨直肌下方）

股內側斜肌

股外側斜肌

　　在跳躍、轉換奔跑方向時，股四頭肌群是重要的
參與肌群，在跳躍動作中，會先有個下蹲的動作再往
上跳，下蹲時股四頭肌群會做離心收縮，此時包含肌
腱的整條肌肉長度變長，能量儲存於被拉長的股四頭
肌腱以及髕骨肌腱中，接著股四頭肌群做向心收縮，
產生膝蓋伸直、往上跳的爆發力，這個過程稱為肌肉
的「伸展—縮短」循環。

　　肌肉如同橡皮筋般先被繃緊，在「縮短」過程中，
再將能量釋放出來，轉換成產生垂直位移的爆發力。
肌肉拉傷最常發生在進行離心收縮的過程中，而由於
股直肌橫跨髖關節和膝關節，屬於雙關節肌肉，並且
在跳躍動作中負擔最大，因此在股四頭肌群中，股直
肌最容易發生肌肉拉傷的情形。

膕旁肌群拉傷

　　膕旁肌群位於大腿後側，由三條肌肉組成，包含
股二頭肌、股半腱肌和股半膜肌，三條肌肉的近端皆
是連到坐骨粗隆，遠端則分別連到大腿內側（股半腱
肌和股半膜肌）和外側（股二頭肌）。

● 藍圈處「股二頭肌」為常見受傷位置

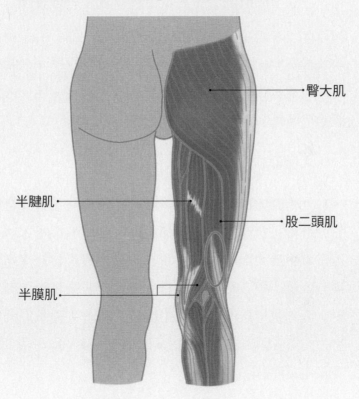

臀大肌

半腱肌

股二頭肌

半膜肌

　　膕旁肌群拉傷最常發生在快速奔跑的過程中，以受傷率來說，股二頭肌最常發生肌肉拉傷。在奔跑動作中，當我們跨步出去的時候，大腿後側膕旁肌群會

做離心收縮，負責跨步腳在落地前的減速，在這個過程中，股二頭肌的參與最多，這可能是受傷風險較高的原因。在需要快速奔跑的運動員中，膕旁肌拉傷發生率很高，而且在受傷後，再次受傷的比率也非常高，是造成運動員無法持續練習或比賽的常見原因。因此無論拉傷嚴重程度，都應謹慎的處理及訓練。

大腿肌肉挫傷

大腿肌肉挫傷在籃球運動中並不少見，大部分的狀況都是在打球過程中被其他球員的膝蓋撞擊，並且通常發生於大腿前側的股四頭肌群，嚴重時連走路都會有困難；輕度的挫傷可能休息幾天之後就會逐漸恢復。但若嚴重挫傷，則要注意是否有骨化性肌炎的發生，如果受傷 2-3 周後疼痛逐漸增加、膝關節彎曲角度受限，就建議就醫檢查。

肌肉拉傷分級

根據症狀與肌肉纖維斷裂程度，一般將肌肉拉傷分為三個等級：

- 輕度

  僅有少部分肌肉纖維斷裂，有輕度到中度的疼痛感，受傷肌肉的肌力可能正常或稍微變差一點。

- 中度

  較嚴重的肌肉纖維斷裂，有中度到重度的疼痛感，受傷肌肉無力，功能喪失，在受傷處可能摸得到肌肉不連續的地方。

- 重度

  完全的肌肉斷裂，有非常嚴重的疼痛、肌力完全喪失，在受傷處通常可以摸到肌肉不連續的地方，大約 24 小時後會出現局部瘀血情形。

股四頭肌群挫傷分級

可能會出現疼痛、膝蓋彎曲角度受限以及功能喪失，根據症狀的嚴重程度，可以分成三個等級：

- 輕度疼痛，受傷 48 小時後膝蓋彎曲角度可超過 90 度，能正常走路。
- 中度疼痛，些微腫脹，受傷 48 小時後膝蓋僅能彎曲 45-90 度，走路姿勢異常。

● 嚴重疼痛，明顯腫脹，受傷 48 小時後膝蓋彎曲
角度小於 45 度，幾乎無法行走。

大腿肌肉拉傷的危險因子

過去受傷史

過去曾經發生過肌肉拉傷，則再次拉傷的比率比
一般人高，這在膕旁肌群拉傷的例子中，風險更高。
可能的原因為拉傷的肌肉在癒合過程中會有疤痕組織
產生，疤痕組織的延展性比一般肌肉纖維差。且受傷
之後，肌肉與肌腱的機械特性也會發生改變，造成再
次拉傷風險增加。

暖身不足

打球前暖身不足，是許多籃球愛好者常見的問題，
適當的暖身應以活動各大關節、增加肌肉血液灌流以
及中心體溫為原則，並非僅是做靜態伸展，當暖身不
足時，肌肉彈性以及神經動作控制較差，增加肌肉拉
傷以及其他運動傷害的風險。

下肢柔軟度

下肢柔軟度不足，被認為是造成肌肉拉傷的危險因子之一，但有些研究發現，膕旁肌群本身的柔軟度與發生傷害的比率無關，與髖屈肌的柔軟度有關。因此建議針對下肢各大肌群進行柔軟度訓練，包含髖屈肌、股四頭肌、膕旁肌等肌群。

肌力

大腿前、後側肌力不平衡，被認為是造成肌肉拉傷的危險因子之一，一般人膕旁肌群與股四頭肌群的肌力比值，約為 0.8，運動員的股四頭肌群肌力較強，比值約為 0.6，但若是兩者肌力失衡，則有可能造成較弱的一側肌肉拉傷，例如僅訓練股四頭肌群，而忽略了膕旁肌群，則可能增加膕旁肌群拉傷的風險。

核心穩定度

近期研究發現，核心穩定度訓練可以降低膕旁肌群再次拉傷風險，這個結果顯示了腰椎骨盆的穩定與

控制，對於膕旁肌群的影響性。

疲勞

當肌肉疲勞時，原本在做離心收縮時的動作模式會發生改變，傾向用肌腱等附近組織的被動伸展來儲存和釋放能量；例如，落地時膝蓋彎曲角度會變大，此時股四頭肌總長度會變長，增加肌肉拉傷風險。

肌肉拉傷、挫傷的急性期處理

無論是肌肉拉傷或挫傷，受傷時適當的緊急處置都是避免傷害加劇、縮短復原時間的重要關鍵，在急性期的處置目標，是降低出血和腫脹情形、避免受傷範圍擴大、避免影響自然組織癒合過程。如同所有急性傷害，在傷害發生時都應根據「PRICE」的原則來處置：

保護和休息（P&R）

保護並讓受傷肌肉休息是急性期的重要步驟，在肌肉傷害發生時，應先停止打球、離開球場，如果走路會痛，應在他人的攙扶下離開，並使用腋下拐走路，

避免加劇傷害的嚴重程度。一般建議，在可以正常行走而不會有疼痛產生之前，都應持續拿拐杖走路。

冰敷與加壓（I&C）

冰敷可降低局部發炎反應、並且有局部止痛效果；局部加壓則是能減少流入受傷肌肉的血流、降低腫脹。當肌肉拉傷時，應使用運動貼布或彈性繃帶先將拉傷的肌肉加壓固定，並且同時進行冰敷 15-20 分鐘，一般建議在拉傷後 1-3 天內都應持續進行冰敷。動物實驗結果顯示，肌肉受傷後的 6 小時內，應每隔 30-60 分鐘持續冰敷，以降低局部血腫和組織壞死。

股四頭肌嚴重挫傷時，盡速用彈性繃帶將膝關節固定在彎曲 120 度維持 24 小時，並在 48 小時內冰敷，冰敷包可利用彈性繃帶固定住，可降低骨化性肌炎的發生率、加快恢復速度。

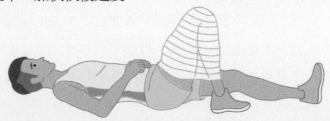

抬高（E）

當大腿肌肉傷害發生時，應讓受傷球員躺下休息，並將受傷腳墊高超過心臟高度，以促進血液回流到心臟、降低腫脹。

股四頭肌群拉傷後的復原訓練

肌肉拉傷和挫傷後的復原訓練大同小異，根據肌肉傷害的嚴重程度，一般在受傷 3-5 天之後，就可開始在不痛範圍內開始漸進式的活動。為避免關節攣縮、肌肉萎縮情形發生，大約在受傷後 3-7 天，就可以開始進行積極復原訓練，訓練目標包含恢復正常關節角度、促進下肢肌肉柔軟度、漸進式肌力訓練、功能性訓練等。

恢復關節角度、促進柔軟度

股四頭肌拉傷後，膝關節角度可能不會明顯變差，但肌肉的柔軟度會變差。一般在拉傷 2-3 天後就可以做膝關節彎曲角度訓練，並在受傷 3-7 天後，在不痛範圍內做股四頭肌伸展運動。在股四頭肌挫傷之後，根據

不同嚴重程度，膝關節角度也會有不同程度的受限，
當膝關節 24 小時的彎曲固定解除後，就應開始在不痛
範圍內做膝蓋彎曲和伸直的活動，目標是達到與另一
腳膝蓋的角度，另外，也應開始在不痛範圍內做柔軟
度訓練。

● **趴姿的股四頭肌群伸展運動**

　　可利用毛巾或伸展帶，在趴姿下將膝蓋彎起，感
覺大腿前側有緊繃感後，維持 10 秒，重複 10 下，注
意在伸展時不可產生疼痛。

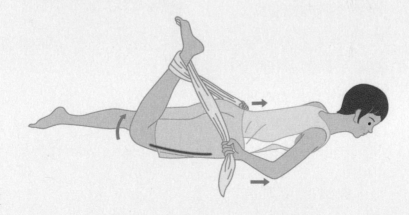

漸進式肌力訓練

在受傷 2-3 天後，即可開始在不痛範圍內做股四頭肌等長收縮訓練。將一個毛巾捲放在膝蓋下方，大腿出力往下壓毛巾，感覺膝蓋前側肌肉出力緊繃，維持 10 秒，重複 10 下，每天做 3 回。當膝蓋可以用力伸直而不會產生疼痛後，就可開始進行直膝抬腿訓練；躺姿下，將對側腳彎起踩在墊子上、受傷腳的膝蓋伸直，並往上抬高至 45 度角，再慢慢放回床面，做運動時可將另一腳彎起踩在床上，避免誤用臀部肌群出力，重複 10-15 下，以不會產生疼痛為原則，可根據能力停留 5-10 秒，或在腳踝綁上沙包，增加訓練強度。

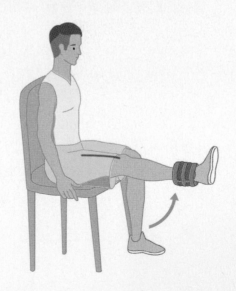

● 股四頭肌群的
　阻力訓練

建議較晚再開始進行，以免增加二次拉傷的風險；訓練時可以坐在椅子上、腳上綁沙包或彈力帶做膝蓋伸直動作：將腳往前伸直維持 10 秒後再慢慢回到原位，重複 10 下，每天 3 回；或直接使用重訓器材做訓練。

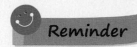

重量訓練應採漸進式，訓練時以及訓練後，受傷處皆不可有疼痛狀況，並建議訓練完成後，進行冰敷 15 分鐘，以降低局部發炎反應。

增強式訓練

當受傷腳的股四頭肌力恢復八成以上後，可開始加入功能性訓練。

● 下蹲跳訓練

　　先屈膝下蹲之後，再往上跳躍，可藉由雙手擺臂增加跳躍高度，應在不產生疼痛範圍內，逐漸增加跳躍高度。仍應在不產生疼痛範圍內，逐漸增加跳躍高度。

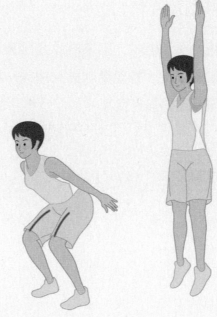

● 落下跳躍訓練

　　站在約 30 公分高的箱子上，雙腳
一起往下跳，落地時膝蓋微彎做緩衝，
保持雙膝朝前，接著順勢垂直往上跳起。

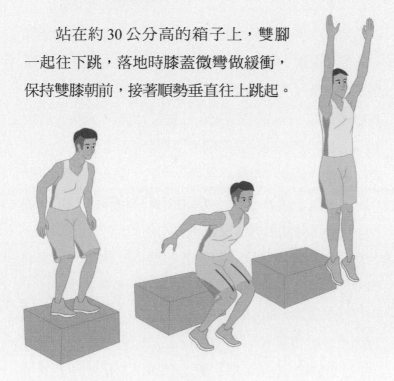

　　這兩項訓練，每個動作可重複 10-20 下，進行 3-6
回；訓練時以不產生疼痛為原則，漸進式增加動作的
難度，例如下蹲或跳躍高度、箱子高度或跳躍速度等，
做完訓練後可依需求冰敷 15 分鐘。

膕旁肌群拉傷後的復原訓練

過去針對膕旁肌群拉傷的復原訓練，主要包含柔軟度訓練以及單一肌肉訓練（離心和向心）等。但由於膕旁肌群拉傷後的再受傷比率很高，因此相關的研究與討論很多；綜合過去研究結果，在膕旁肌群拉傷後，應針對核心穩定度訓練、強調膕旁肌群離心收縮的閉鎖式訓練、敏捷性訓練、柔軟度訓練等，比起僅針對膕旁肌群的向心或離心訓練，回到球場所需的訓練期有較短的趨勢，而回到球場後的再受傷率也明顯較低。

訓練的進程應以症狀改善的程度為依據，所有訓練皆以不產生疼痛為原則。一般在受傷後 7 天內就可以開始進行核心穩定度訓練，在受傷 3-7 天後可開始進行輕度柔軟度訓練；在能開始正常行走不會產生疼痛後，就可開始進行閉鎖式肌力訓練以及敏捷性訓練，根據訓練與恢復狀況逐漸增加訓練強度、並加入專項運動訓練。

核心穩定度訓練

核心指的是腰椎骨盆區域的整體穩定度，可在受傷 3-7 天後就開始訓練，進階核心訓練運動包含正面、側面棒式等，訓練時，要收腹、夾臀，保持腰椎與髖關節在正中位置，避免憋氣。

● 正面棒式

以前臂和腳尖著地，同時收腹、夾臀，保持肩膀、髖關節與腳踝呈一直線，剛開始訓練時可先維持 10 秒，重複 3-6 回，當肌力逐漸進步後，可增加維持時間至 30 秒，重複 2-3 回。注意在做訓練時，應感覺到腹部、臀部緊繃出力，而不應感覺到腰椎有壓迫。

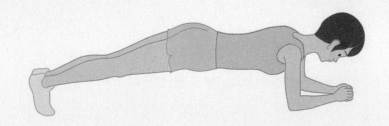

　　這個訓練是在有深層核心穩定的基礎下，做淺層大肌群的訓練，否則容易只靠大肌群維持身體穩定，即使可以維持很久的時間，也可能會有腰椎不穩的問題。

● 側面棒式

　　用手肘與足部當作支點，收腹、夾臀將身體撐起，保持軀幹與腳為一直線，維持 10 秒，重複 5-10 次，可根據能力逐漸增加維持的時間到 30 秒，重複 2-3 次。

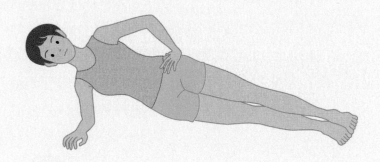

● 躺姿屈膝橋式

　　將兩腳膝蓋彎曲 90 度、腳踩地板，將屁股抬離地面、保持身體與大腿呈一直線，維持 10 秒，重複 5-10 下，每天 3 次。在急性期過後，可逐漸增加膝蓋伸直

的角度，加強膕旁肌群的訓練。

急性期過後，可逐漸增加膝蓋伸直的角度↓

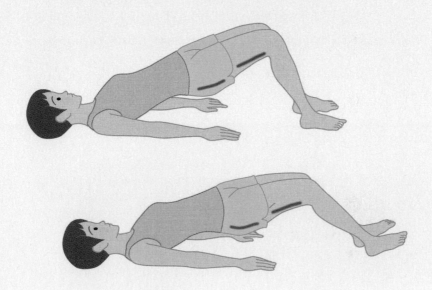

閉鎖式肌力訓練

　　急性期過後，可開始進行閉鎖式肌力訓練，強調下肢肌肉協調與平衡。在閉鎖式訓練中，會以足部作為支點，身體近端（軀幹）相對於遠端（足部）產生動作，是一種較具功能性的訓練模式。

● 單腳椅子橋式

　　將要訓練的腳放在椅子或固定箱子上（圖中右腳），
出力將臀部抬離地面，以受傷處不會產生疼痛為原則，
最高抬至大腿與身體呈一直線，慢慢將臀部放回地面，
重複 5-10 下，每天 2-3 回。

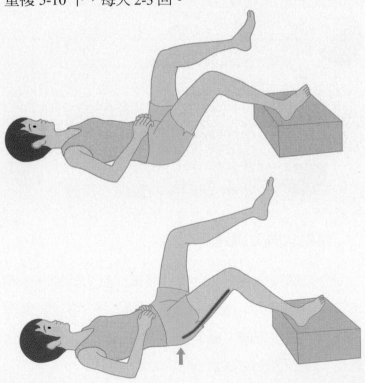

● 單腳站身體前傾訓練

　　以訓練腳（圖中右腳）單腳站立，身體保持正中
姿勢後，將身體慢慢往前傾、手往前方的地板伸出去，
同時另一腳往後抬高以維持平衡，當感覺到大腿後側
有緊繃感時即停住，再慢慢回到原位，重複 5-10 下，
每天 2-3 回。

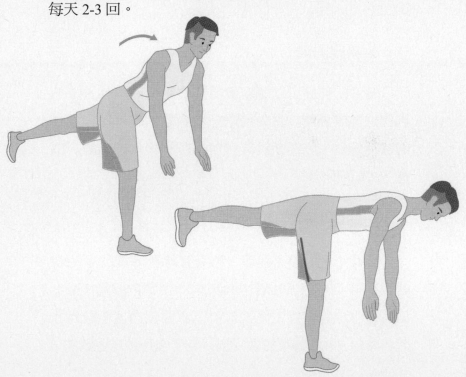

● 敏捷性訓練

敏捷性訓練項目包含原地小碎步訓練、側併步訓練、交叉步訓練等，剛開始進行時，速度大約與行走速度相當即可，當肌力與動作協調逐漸加強後，再漸進式增加動作速度與訓練強度，訓練時應以不痛為原則。

柔軟度訓練

適度的伸展可以讓疤痕組織變得較有彈性、降低再次拉傷的風險。在受傷急性期過後，就可加入適度的膕旁肌群、股四頭肌群與髖屈肌的柔軟度訓練，訓練方式如前所述。

回歸球場的時機

根據不同的傷害程度，恢復籃球訓練或比賽的時間也不同。輕微拉傷或挫傷可能在 1-2 周內就能復原；但若是中等程度以上傷害，可能需要數周甚至數月才能回球場。為了避免再次受傷，完全恢復籃球運動前，

建議應達到：

- 已沒有任何疼痛或觸壓痛。
- 膝蓋伸直和彎曲的關節角度正常。
- 受傷肌肉的肌力幾乎或完全恢復，與健康腳相比，差異小於 5%。
- 在做跳躍、衝刺、快速轉換身體前進方向等功能性測試時，皆不會產生疼痛。

當腰腹核心肌群
穩定肌力不足

　　阿傑每到下課時間，總會跟同學到球場鬥牛廝殺一翻。前陣子阿傑看籃球賽轉播，迷上了籃球之神喬丹，喬丹帥氣的拉桿動作讓阿傑崇拜不已，忍不住的想找機會模仿一下。

　　這天，阿傑和同學在打球時，為了躲避防守球員的蓋火鍋，嘗試了幾次拉桿動作，但因為動作不是很順暢，阿傑覺得腰部有些不舒服，甚至在幾次出手投籃的時候，感覺到腰部痛了一下。不過在比賽結束後，腰部的不適感就消失了，阿傑也不以為意。

　　最近阿傑發現每次打球時，都會感到腰部疼痛，特別是在轉換姿勢做假動作或拉桿的時候，甚至在比較劇烈的比賽之後，會覺得疼痛往下延伸到臀部。雖然這些症狀在不打球的時候都不會發生，保健室的護

士阿姨勸阿傑還是去趟醫院做檢查。

　　做了 X 光片檢查後，醫師判斷脊椎骨頭沒有問題，建議阿傑找物理治療師進行評估和治療。物理治療師跟阿傑說：「看起來應該不是椎間盤突出或是神經壓迫的問題，不過你的腰部和大腿肌肉非常緊繃，特別是腰方肌的部分──這裡按下去會痛嗎？」物理治療師邊說邊朝阿傑腰部左側的腰方肌按了下去。

　　「啊、痛！」阿傑慘叫一聲：「這邊的確是我平常痛的位置。」

　　「以你的狀況來說，很可能是因為腰腹核心穩定肌力不足，打球的時候又去做了比較多腰部扭轉之類的動作，導致肌肉過度使用；腰椎核心穩定，主要是靠核心肌群收縮，包含腰椎附近深層的小肌群，以及淺層大肌群，小肌肉收縮其實不會產生很大的力氣，主要是維持腰椎穩定和協調，而大肌群收縮，則是能夠產生力量並傳遞到四肢；因為打球是比較劇烈的活動，需要靠這兩者共同參與才能達到核心穩定，但如果深層小肌群協調控制不佳，變成只靠外側大肌群出力，或者整體核心肌群肌力都不足，就容易造成肌肉

過度使用而產生傷害。」

「那我該怎麼辦呢？還可以繼續打籃球嗎？」

「首先要放鬆過緊的肌肉，可以做熱敷、按摩和伸展運動，另外要開始訓練深層的核心小肌群，建立腰椎協調穩定，接著再加入大肌群的訓練，練一些較進階的核心穩定運動。打球的話建議先不要參加太劇烈的比賽，單純運球、投籃的話應該還好，要先把核心訓練起來，然後要注意做動作時身體協調的訓練，在做動作的時候都不會疼痛了，才開始回復比賽。另外，拉桿動作對於核心肌群和身體協調的需求量很大，所以建議要先把核心練好之後再開始練習，不要貿然在比賽的時候做出拉桿動作，避免再次受傷。」

導致腰痛的危險因子

腰痛在籃球運動中並不少見，無論是在防守、閃過防守球員或投籃的過程中，都會有很多軀幹彎曲、挺直和扭轉的動作，這會造成腰背肌群很大的負擔。當軀幹核心肌群肌力不足或協調不佳時，就有可能導致腰部肌肉過度使用或腰部傷害的發生，持續運動會

讓傷害與疼痛的狀況越來越嚴重，甚至影響日常生活功能。導致腰痛的危險因子包括：

錯誤的動作模式

籃球運動中球員常快速轉換身體姿勢和行進方向，這需要極好的身體協調和動態穩定，如果動作時協調不佳或做出錯誤的動作，會造成特定腰背肌肉過度使用，例如在跳躍投籃時，腰部過度往後伸展，易造成腰方肌過度緊繃。

核心穩定度或肌力不足

許多學生或業餘籃球愛好者，並沒有接受正規球隊訓練，也沒有特別做體能與肌力訓練，腰腹的核心肌群都較為無力，在激烈的比賽中肌肉拉傷，或其他腰椎傷害的風險就比較高。然而，即使是接受專業球隊訓練的籃球運動員，也會有腰部的相關傷害，主要的原因是在強度更高的比賽中，球員在攻防之間更為激烈，身體接觸與碰撞的機率和強度更高。

Reminder

很多人以為淺層的腹肌、背肌有力就代表核心肌群夠有力，但其實如果深層核心肌群的收縮協調不佳，即使大肌群練得很強，也還是可能有腰痛的產生。

柔軟度不佳

肌肉緊繃是幾乎所有打籃球的人都會碰到的問題，籃球運動強度高、時間較長，對於腰背、下肢肌群的需求量很高，在一場練習或比賽結束之後，經常會感受到各肌群的緊繃痠痛。許多人會略過運動後的伸展運動，不過在高強度的訓練或比賽之後，放鬆緊繃痠痛的肌肉其實非常重要！伸展運動後讓緊繃的肌肉放鬆，可以協助肌肉在下次訓練前較快回到最佳狀態，同時也可以降低打球時肌肉拉傷的風險。

沒有足夠的暖身

這是很多業餘籃球愛好者的共同錯誤！

在打球之前沒有做足適當的暖身運動，或者只是

稍微做一下拉筋就急著直接上場打球。

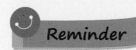

　　暖身的目的，是要讓身體各關節與肌肉準備好接下來的激烈運動，應要包含各個大關節的主動活動，讓各大肌群的血液循環增加、體溫上升。根據不同的訓練或比賽強度，需要的暖身時間可能略有不同，一般建議至少約 5-10 分鐘的暖身時間，而在正規練球或比賽前，建議至少 20-30 分鐘，適當的暖身可以降低運動傷害的風險，並且減少運動後肌肉延遲性痠痛的狀況。

　　肌肉延遲性痠痛（DOMS）指的是在劇烈運動後 24-48 小時，出現肌肉痠痛疲勞的現象，一般會持續 3-5 天。普遍認為冰浴、運動按摩或伸展運動，可以減緩痠痛程度、加速體力恢復，不過在研究實證上仍有爭議。

身體疲勞時還參加訓練或比賽

　　無論是密集的訓練、比賽後所產生的身體疲勞，

或是精神不足，都可能會讓打球時的傷害風險增加。
疲勞不僅會讓身體反應變慢、協調變差，也會讓球員
整體肌力和爆發力下降。適當的休息和疲勞消除是保
護球員遠離運動傷害的重要方式。

強化核心肌群是遠離腰部傷害的關鍵

籃球運動是種高強度的運動，無論是在投籃、變
換姿勢、轉換行進方向等過程中，都講求核心要先穩
定，也就是在身體軀幹、骨盆等身體核心部位穩定的
前提下，將所產生的力量傳到四肢、做出爆發力的動
作。核心的穩定除了憑藉骨骼結構、脊椎附近軟組織
張力之外，更重要是透過脊椎附近各肌群的收縮所產
生，而這也是唯一一種能透過訓練，來加強脊椎穩定
度的方式。

腰椎穩定肌群可分為脊椎附近的深層小肌群、以
及淺層的大肌群，深層小肌群非常靠近脊椎，負責穩
定脊椎，包含腹橫肌、多裂肌等，淺層大肌群主要負
責產生動作，包含腹直肌、腹斜肌、腰方肌、束脊肌
等。由於深層的小肌群位置更接近脊椎，收縮主要是

維持腰椎穩定和協調，而大肌群收縮主要是產生動作，因此當進行高強度運動時，大肌群也會來「協助」做穩定脊椎的工作；但注意，不是取代！

一般訓練核心肌群的方式都是採用高強度的核心穩定度訓練，例如最常見的如之前所述的棒式訓練，對於籃球或其他競技運動來說很重要！然而卻還是很多人把棒式或其他強度較高的核心運動練得很強，卻仍然受到腰痛的困擾，問題是出在深層的核心小肌群上。

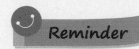

Reminder

大肌群過度活化，會抑制到小肌群！

過去的研究發現，如果把腰背附近的大肌群練太強，反而會抑制小肌肉的活化，造成穩定脊椎的動作模式變得很沒有效率。在理想狀況下，高強度的運動中，脊椎的穩定應該是透過各大小肌群的收縮來支持，但如果僅有大肌群在工作，不僅腰椎穩定度受到影響，在高強度、長時間的訓練或比賽時，也更容易因為肌肉疲勞，而導致傷害的發生。

易傷到腰的拉桿動作

　　籃球中的「拉桿上籃」，指的是在上籃時為了躲避防守球員蓋火鍋，而在空中轉換身體姿勢、第二時間才出手投籃。

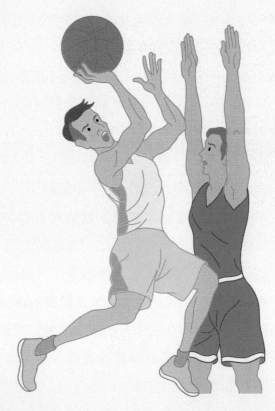

　　一開始，是美國 NBA 球員在比賽中開始使用拉桿上籃，以躲過層層防守球員，之後漸漸在一般籃球選手或愛好者中盛行。在做拉桿動作時會在空中扭轉身體，需要強大的腰腹肌群支持，也就是淺層核心大肌群，同時也需要很好的深層核心小肌群來有效率的穩定腰椎；當深層小肌群的肌力或控制協調不佳時，就可能導致腰部肌肉拉傷，而淺層大肌群也容易被過度使用。

　　因此，如果要預防在做拉桿動作時受傷，首先應該建立良好的腰椎穩定與協調，並且訓練腰腹大肌群的肌力，要注意的是，做拉桿動作時盡量不要與防守球員有身體接觸或碰撞，以免造成肌肉拉傷，如果沒有必要，建議還是減少做拉桿動作的頻率，以免腰背肌肉過度使用而受傷。

造成腰傷的原因

　　有時腰痛是由一次事件發生所造成，例如在重重防守球員包夾之中要投籃的瞬間腰部拉傷；有時是打完一場球賽之後，才發現腰在痛。無論是哪種狀況，

因為打籃球所導致的腰痛，主要可以分為下列幾種：

軟組織傷害

腰部肌肉拉傷是籃球運動中最常見的腰部傷害，其他可能的受傷組織還包括脊椎附近的韌帶或胸腰筋膜；輕度拉傷時可能只是在某些動作中會感到有些不適，但若是嚴重拉傷，則可能連走路都會受到影響，需要立即停止打球。

事實上，即使是輕度的拉傷也不應輕忽，因為往往在持續打球的過程中，傷害會變得越來越嚴重，這也是為什麼，有些人是在打完球之後，才發現背痛難耐。籃球場上球員攻守之間競爭激烈，常會有很多身體接觸或碰撞的情形，因此有很多種可能造成腰背部肌肉拉傷的狀況，像是進攻時勉強切入籃下，挺身投籃時腰部肌肉拉傷，或者是在投籃瞬間防守球員阻擋犯規，造成投籃球員腰背部肌肉瞬間負擔過大而拉傷。

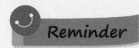

雖然球場上的變化難以預測和控制，但加強腰背肌肉柔軟度、自身核心肌群的肌力與協調，並在打球過程中衡量對手與自己的體型差異，能減少傷害的風險。

肌肉過度使用

在進攻或防守時，高反覆的姿勢轉換，容易造成腰背肌群過度使用，例如出手投籃前的假動作或拉桿上籃，如果本身肌力不足或使用過於頻繁，就可能在打完球之後發現腰部肌肉疼痛，而錯誤的動作技巧，也會造成肌肉過度使用。因此避免過於花俏的動作與適度的休息，改善動作技巧，都可避免肌肉被過度使用。

椎間盤突出與退化

椎間盤是位於脊椎中間的一種纖維軟骨，主要功能是緩衝脊椎的壓力，一般年紀到 30 歲之後，椎間盤內的含水量就會漸漸減少，出現正常退化現象，但如果在打球過程中反覆對腰椎產生過大的壓力，例如在

起跳落地時，沒有良好的緩衝，或是核心肌力不足，就可能導致椎間盤提早退化，進而開始出現下背疼痛，甚至延伸到臀部或腿；如果要繼續從事高強度運動，得先做治療以及訓練核心肌群。

　　在激烈的籃球比賽中，有時會碰到身體被劇烈撞擊或摔倒在地的情形，如果瞬間對於腰椎衝擊力太大，可能會導致椎間盤突出，輕微的椎間盤突出可透過治療性運動改善，但若狀況嚴重，甚至出現腳麻的症狀，建議就醫檢查與治療。

● **輕微的椎間盤突出，可做初階軀幹伸展運動**

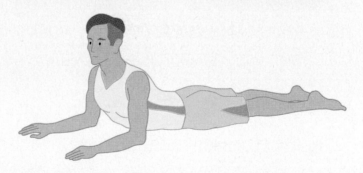

　　用前臂將上半身撐起、離開地面，注意骨盆不可離地，維持 10 秒，重複 10 下，每天可做 3 回。

軟組織傷害的治療與訓練

當急性軟組織傷害發生時，在受傷後的前 2-3 天要先冰敷、休息、保護，每次大約冰敷 15-20 分鐘，如果腫脹較明顯可以進行壓迫。急性期過後就可開始進行熱敷，每次 20 分鐘左右，在不痛範圍內做適度腰背肌群放鬆運動。

● 背部放鬆運動 -1

躺在床上或墊上雙腳抱起靠近胸口，感覺腰背部有些微緊繃，維持10 秒， 重 複 10下。手要抱大腿後側，不要抱膝蓋。

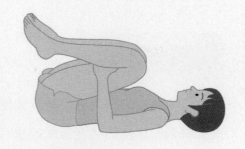

● 背部放鬆運動 -2

雙腳左右擺動可帶動軀幹旋轉，活動脊椎，並伸展腰部側邊肌肉。躺在床上或墊子上將兩腳彎起踩在

地上，慢慢旋轉雙腳到感覺腰側有緊繃感，停留 10
秒，重複 10 下。

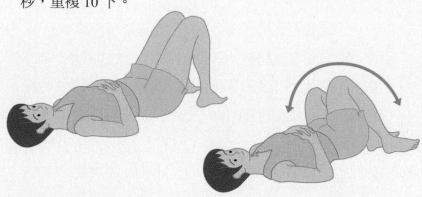

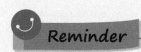

Reminder ──────────────────

　　在雙腳旋轉時，要保持兩邊肩膀平放不移動，如果
雙腳轉到底之後仍然沒有緊繃感，可將上方的腳伸直、
盡量往對側延伸，伸展過程中以不產生疼痛為原則。

深層核心小肌群訓練

　　疼痛會抑制脊椎附近小肌群，造成脊椎穩定度變
差，因此在進行高強度訓練之前，應先重新建立深層

核心小肌群的活化與協調。

● **腹橫肌訓練**

　　腹橫肌是腰椎核心穩定的基礎，腹橫肌收縮時可以增加腹內壓，並帶動其他核心穩定肌群，增加腰椎穩定度。

　　訓練時躺下、雙腳彎曲，配合吸氣吐氣動作將肚臍微微朝脊椎方向內縮，感受腹部肌肉有輕微出力、腰部變細，保持自然呼吸，不可以憋氣。維持 10 秒、反覆 10 下，每天 3 回。

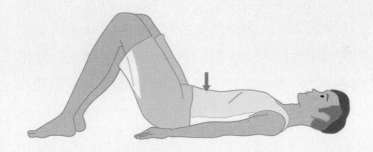

● **進階的腹橫肌訓練**

　　維持肚臍微微內縮，一次將一腳抬離地面，維持

5-10 秒，兩腳交替，重複 10 組，過程中要保持脊椎穩定、腰部不可離開地面、自然呼吸。

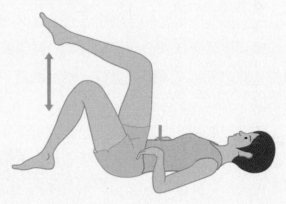

● 腰部多裂肌訓練

趴在枕頭上，讓腰椎維持正中姿勢，在保持骨盆穩定不旋轉的姿勢下，將一腳抬起離開地面，感覺背部肌肉出力，如果不會疼痛，可維持 5-10 秒，兩腳交替，重複 10 組，每天做 3 回。

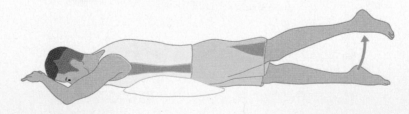

● 脊椎穩定訓練

四足跪姿，保持肚臍微微內縮、身體呈一直線，一次將一腳往後抬起，維持 5-10 秒後換腳，重複 10 組，過程中應保持身體和骨盆水平不轉動，若同時將對側的手抬起，可增加訓練難度。

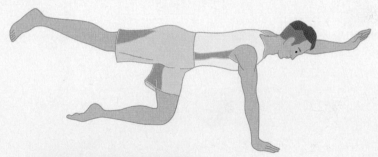

進階脊椎穩定度訓練

基本核心收縮能力建立之後，可以開始加入一些大肌群的訓練，增加核心訓練的強度。

● 單腳橋式

先將小腹微微內縮，一腳膝蓋伸直、微微抬離地面，另一腳屈膝踩地，將屁股抬離地面至身體和大腿

呈一直線，維持 5-10 秒，訓練時不可憋氣，腰椎要保
持正中姿勢、不可過度前凸，不可用腰部出力往上頂
以免反而造成腰痛。

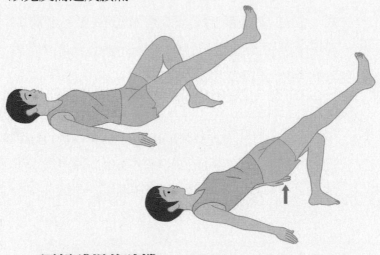

回歸球場的時機

　　很多人在打球的過程中縱然曾感覺到腰部不適，
也會不以為意、繼續打球，覺得沒有影響運動功能就
不是大問題，一直等到症狀越來越嚴重的時候才發現
不對勁。有些人認為，只要休息腰痛就會好，而等到
比較不痛了，就繼續回球場打球，這樣的狀況常導致
腰痛的情形反覆發生，最後甚至會影響日常生活。

　　一般如果是腰背部肌肉過度使用所造成的腰痛，經過適當的休息確實能緩解症狀；不過曾經受傷後的部位容易出現柔軟度不佳，傷後恢復運動時就會有較高的風險發生肌肉拉傷。

　　腰部傷害種類雖然很多，但無論是哪一種腰部傷害，至少要符合以下標準才能開始恢復漸進式訓練：

- 腰部往各方向動作都沒有任何疼痛與神經學症狀的產生，包含痠痛、麻痛、刺痛或下肢無力。
- 已有良好的腰椎穩定度，並且在做任何專項技術動作時都沒有疼痛或不適產生，例如運球過人、各種姿勢下投籃等。
- 有足夠的核心肌力，深層以及淺層的核心肌群皆應考慮在內。

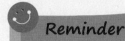

Reminder

　　在腰背肌肉拉傷之後，只有休息和冰敷絕對是不夠的！必須要重新建立腰椎核心穩定以及核心肌力。如果以為只要不痛了，就恢復打球，很容易再度受傷。

惱人的足跟痛

　　老喬雖是四十多歲的上班族，幾乎每天都會抽空到家附近的公園籃球場報到。最近，他發現打完球後足跟都會痛，原本認為是和年輕的鄰居們拚球打太兇，休息一下就會自然好，一直到有天早上起床，發現足跟的疼痛變得非常嚴重，甚至走路都有點困難，才發現事態嚴重了。

　　老喬在網路上查了些資料，發現自己可能是得了「足底筋膜炎」，所以就按照網路文章的建議，做一些小腿的伸展運動，連續做了幾天後，發現早上起床剛下來走路時，足跟的疼痛有稍微改善一點，但在打球的時候，仍然會明顯感覺到疼痛，甚至有時疼痛會往前延伸到腳，不得已之下，老喬只好尋求醫療協助。

　　醫師說老喬的確是足底筋膜炎，且因為他有扁平

足，較容易造成足底筋膜被過度拉扯，建議老喬可以在鞋子裡加上支撐足弓的鞋墊，並且將老喬轉介到物理治療中心。

「我之前在網路上有看到文章說，足底筋膜炎要做小腿的伸展運動，這正確嗎？」老喬好奇的直問物理治療師。

「正確的啊，適當的伸展運動，是可以改善足底筋膜炎的症狀。」

「我之前有做過幾天的小腿伸展運動，感覺早上起床時稍微比較不痛，可是打籃球的時候還是很痛。」

「伸展運動對於足底筋膜炎的確有改善的療效，但一般要持續 2-3 個月的伸展才會有明顯效果；另外再加入肌力訓練，也可以避免足底筋膜負擔過大。」

「那我什麼時候才能恢復打球？」老喬問。

「當症狀緩解之後就可以逐漸增加活動量，基本上以不引起疼痛為範圍內，來增加活動程度，不然可能會延遲復原的時間；剛開始恢復跑跳等劇烈活動時，建議可以穿著支持內側足弓的鞋墊，或者做足部的貼紮，以減少足底筋膜被過度伸展的情形。」物理治療師說。

　　打籃球會反覆奔跑、有跳躍等高衝擊活動，足部
問題並不少見；導致足跟疼痛可能原因有很多，最常
見的診斷是足底筋膜炎或足跟脂肪墊症候群，較嚴重
的可能是跟骨骨折，需要透過醫師的鑑別診斷來確認
傷害的種類，以做適當的處置。

足跟痛常見原因

　　人的足部緩衝機制有很多種，包含足底筋膜與足
跟脂肪墊，當足底筋膜持續受到過大的張力時，就可
能因過度使用造成足底筋膜炎，而足跟脂肪墊則會因
為反覆的撞擊而造成發炎。

　　足部的問題並不是只有足底筋膜炎和足跟脂肪墊
症候群兩種而已，如果有腳跟大力撞擊的病史，伴隨
腳跟在站立或行走時有劇烈疼痛，則懷疑可能有跟骨
骨折，另外，如果有腳麻或感覺異常的狀況，則可能
是有神經壓迫的問題，這些都建議要就醫檢查並接受
進一步處置。

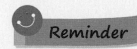

Reminder

打籃球除了踝關節扭傷之外，最常見的足部傷害是足底筋膜炎和足跟脂肪墊症候群，兩者的共同特徵都是足跟疼痛，但足底筋膜炎的疼痛位置通常較偏內側，並且會在早上起床後特別痛，而足跟脂肪墊症候群的疼痛位置則較不一定，甚至在跟骨周圍也可能會有疼痛感。

足部的緩衝機制與功能性

身體的緩衝機制可以分為被動與主動兩類，被動機制包含下肢各關節、軟骨、韌帶和其他軟組織吸收地面反作用力的功能；主動機制則是透過肌肉離心收縮來達到吸收地面反作用力的目的。一般來說，我們可以透過改善主動緩衝機制來減少被動緩衝機制的耗損，例如加強下肢各肌群的肌力、訓練落地時身體動作的協調性等。

在下肢各關節中，足踝部也是負責緩衝機制的重要一環，只要是站立、身體負重的姿勢下，足部的緩

衝機制就已經在運作了。因此在奔跑、跳躍這些高衝
擊活動中，對於足部的負擔就更大，如果又穿著緩衝
功能差的鞋子、或者球場地面太硬，就可能加速足部
緩衝機制的耗損，造成過度使用傷害的發生。我們的
足部緩衝機制有：

足底筋膜的絞盤機制

足底筋膜顧名思義位於足底，從跟骨的內側粗隆，
往前呈扇狀連接到五根趾骨頭的位置，在第一趾部分
會再往前延伸到趾骨；足底筋膜最主要的功能是支撐
足弓，並透過絞盤機制，在走路、跑步或跳躍的過程
中，協助足部往前推進的動作。

● 足底筋膜的絞盤機制

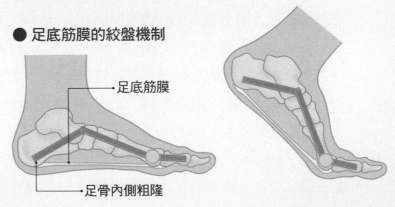

足底筋膜

足骨內側粗隆

　　當我們的腳跟離地、要往前推進時，足底筋膜的
張力會增加，進而縮短大腳趾與足跟之間的距離（內
側足弓高度增加），透過釋放儲存於足底筋膜的能量，
可協助足部往前推進的動作，稱為「絞盤機制」。

足跟脂肪墊緩衝

　　足跟脂肪墊的結構像是一個個小房間，包覆著跟
骨的底部和周圍，一般健康的足跟脂肪墊是具有彈性
的，當重量壓在足跟上時，足跟脂肪墊會變得較扁，
而當壓力移除之後就會恢復原狀，但若劇烈撞擊，或
是長期承受剪力，則可能會破壞掉原本的結構，造成
足跟脂肪墊緩衝能力變差，這種結構上的改變是不可
逆的。

肌肉收縮的緩衝機制

　　腳掌肌肉收縮可以支持內側足弓，並協助腳掌抓
地力以及往前推進的能力，是唯一可以透過訓練來加
強的緩衝機制。

造成足部傷害的危險因子

足部傷害大部分是組織不當受力所造成的過度使用，即使是不同的傷害種類，危險因子也很雷同，大致可以分為內在與外在，減少這些危險因子也是預防與治療足部傷害的重要手段。

內在因子

● 身體質量指數

是大家熟悉的 BMI 值，計算方式是體重（以公斤為單位）除以身高（以公尺為單位）的平方（除 2 次），數值越大，在奔跑或跳躍時，下肢所承受的衝擊力就會越大，足部的負擔也會增加，許多研究皆顯示此數值與足部傷害具有相關性。

● 足型

根據足弓的高度，足型可以分為低足弓、高足弓以及正常範圍，低足弓就是俗稱的「扁平足」，被認為容易對足底筋膜產生較大的張力；而高足弓的足型結構上較為穩固，但緩衝能力較差，因此也被認為是足

部傷害的危險因子之一。

● 正常足弓

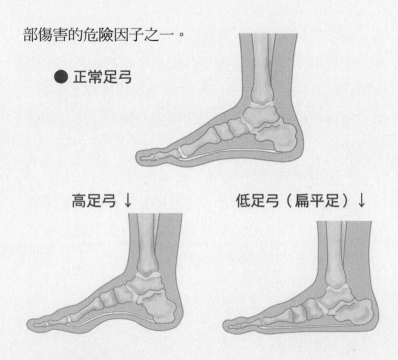

高足弓 ↓　　　　　　低足弓（扁平足）↓

● 柔軟度不佳

小腿肌群柔軟度不佳，是造成足踝部傷害的危險因子，包含腓腸肌和比目魚肌的柔軟度皆應考慮。

● 腳踝背屈關節活動度受限

阿基里氏肌腱（跟腱）過緊會造成踝關節背屈角度變少，是足踝部傷害的重要危險因子。

● 肌力不足

　　腳掌肌群肌力不足會減少對足弓的支持，進而增加足底筋膜或足跟脂肪墊等其他被動組織的負擔；髖關節特定肌群的肌力不足，可能會導致足部過度內旋，使足弓高度變低，導致足底筋膜張力變大，增加傷害的風險。

●下肢動作機制不佳

　　落地時姿勢較差動作，可能會在足部產生較大的衝擊力，例如落地時用腳跟著地，會對足跟脂肪墊產生直接的撞擊，增加傷害風險。

外在因子

●不適當的鞋子

　　籃球運動大多在較堅硬的場地進行，且來回跑動、跳躍會對足部產生很大的負擔，如果穿著緩衝性較差、護跟不夠堅硬的鞋子，無法有足夠的保護性，讓足部傷害更容易發生。因此選擇高筒、護跟較硬、緩衝性較好的球鞋，可以降低足部傷害的風險。

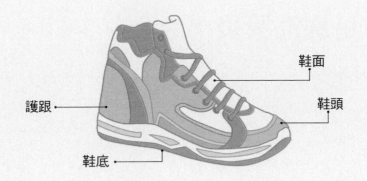

護跟

鞋面

鞋頭

鞋底

● 場地地面過硬

若地板材質過硬，例如水泥材質的球場，會對足部產生較大的衝擊力。

● 過度訓練

訓練量過大、或打球頻率過高，可能會造成各組織中微小創傷的累積，其中包含足底筋膜、足跟脂肪墊等，也是導致足部傷害的危險因素之一。

足底筋膜炎

　　足底筋膜炎是最常見的足部診斷之一，主要發生原因是在久站、久走或跑步等過程中，反覆對足底筋膜產生張力，造成一些微小創傷，剛開始可能不會有明顯症狀，但在反覆受傷與癒合的過程中，會導致慢性發炎的狀況，造成疼痛。

　　許多證據支持，足底筋膜炎其實是一種退化現象，因為在足底筋膜炎的相關研究中，並沒有發現發炎物質，卻發現足底筋膜有退化現象，這些研究主要對象是年紀較大或坐式生活的族群，而目前沒有針對運動員的報告。

　　在籃球或跑步等運動中，對於足底筋膜會產生比站立或行走時更大的負擔，也更容易導致足底筋膜炎的發生。有些情形是在打完球後發現走路時腳跟會痛，

有些情形則是在早上下床之後發現腳跟會痛，嚴重時疼痛會從腳跟往前朝足弓方向延伸、並且影響站立或行走功能。足底筋膜炎通常不會自行緩解，若放著不管，容易越來越嚴重，建議要就醫接受治療，大部分都可透過保守治療得到很好的療效。

　　根據嚴重程度，如果要完全恢復，至少需要好幾個月，甚至超過一年的時間。當症狀緩解之後就可以逐漸增加活動量，基本上以不引起疼痛為範圍內，來增加活動程度，不然可能會延遲復原的時間。剛開始恢復跑跳等劇烈活動時，建議可以穿著支持內側足弓的鞋墊，或者做足部的貼紮，以減少足底筋膜被過度伸展的情形。

足底筋膜炎的治療與訓練

　　足底筋膜炎的治療目標是降低疼痛、增加柔軟度與肌力、恢復運動功能，由於足底筋膜炎其實並不是真的「發炎」，因此冰敷的效果不大，甚至可能會有反效果。正確的處置方式是透過降低足部負擔、伸展運動以及肌力訓練等方式來減緩症狀及恢復運動功能，

少數透過這些策略無法在半年內改善症狀的慢性足底筋膜炎患者，才會考慮使用體外震波或開刀等方式進行處置。

減少足部負擔

控制與治療足底筋膜炎不可或缺的重要步驟，是減少活動量，例如暫時停止籃球、跑步等運動，並且避免長時間站立或走路。另外，建議應穿著緩衝功能與支持性較好的運動鞋，或者做足部貼紮，利用運動貼布或彈性貼布來支持內側足弓或足底筋膜。

伸展運動

規律的伸展運動在目前所有針對足底筋膜炎的治療方式中，是最簡單、容易執行，研究證據也最一致的治療方式，至少六、七成的人能在 3 個月之內有明顯的改善；伸展運動包含阿基里氏肌腱伸展運動、足底筋膜伸展運動。

● 後側小腿肌群伸展運動 -1

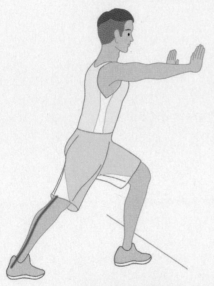

起始姿勢手扶牆、上半身直立、兩腳一前一後站（欲伸展的腳在後、另一腳在前），保持兩腳腳尖朝前、腳跟著地、後腳膝蓋保持伸直，將前腳膝蓋彎曲身體往前平移，並感覺小腿後側有緊繃感，維持 10 秒、重複 10 下，每天 3 回。

● 後側小腿肌群伸展運動 -2

起始動作如伸展運動 1，但保持後腳膝蓋彎曲、腳跟著地，前腳膝蓋彎曲讓身體往前平移，至小腿後側下半部至腳跟處有緊

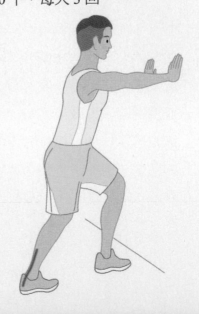

繃感,維持 10 秒、重複 10 下,每天 3 回。

● 往後扳腳趾運動

坐在椅子上,用手
將腳趾往後扳(大腳趾
需特別加強)直至腳底
有緊繃感,維持 10 秒、
重複 10 下,每天 3 回。

足部輔具

許多有足底筋膜炎
的人,都有功能性扁平
足的問題,就是在站立
或走路時,足弓高度會
過度塌陷,導致足底筋

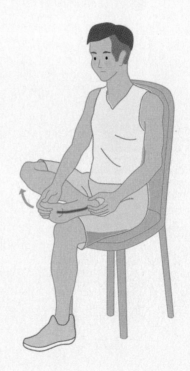

膜被過度拉扯,部分的人能透過穿著鞋墊來降低疼痛
的狀況,例如市售鞋墊或客製化鞋墊,內側加高的鞋
墊可支持內側足弓,避免足底筋膜承受過度張力。

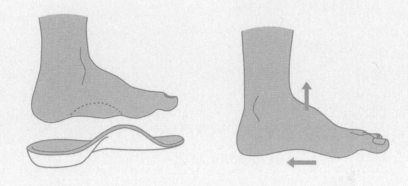

肌力訓練

腳掌的肌肉收縮可以協助支撐足弓，增加走路或
跑步時的腳掌抓地力。

縮足運動

腳踩地並做出腳趾往內縮、把足弓撐高的動作，
出力時感覺腳掌有緊繃感，剛開始訓練可以坐在椅上
練習，維持 10 秒、重複 10 下，逐漸增加腳掌持續出
力時間至 3-5 分鐘，進階訓練可在站姿練習。

● 腳趾抓毛巾運動

地上鋪一條毛巾，
腳踩在上面，腳趾出力
將毛巾往內摳，維持 10
秒、重複 10 下，剛開始訓練可以坐在
椅子上，進階訓練可在站姿練習。

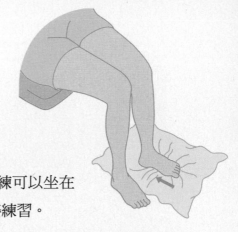

● 加強版雙腳踮腳尖運動

站在臺階邊緣、在腳
趾下方墊折疊毛巾，手扶
牆或固定家具以保持平
衡，將腳跟抬起、做出踮
腳尖的動作，重複 10-15
下，每天 3 回。

踮腳尖的動作，可以改善足底筋膜炎的症狀，並增加肌力以及功能，但這個運動適合足跟疼痛症狀至少持續 3 個月以上的個案，訓練初期可先從雙腳踮腳尖動作開始，等到肌力足夠後，再改成做單腳踮腳尖，注意在訓練時，不可產生足跟疼痛的症狀。

其他治療方式

當一般保守治療 3-6 個月以上無效時，可選擇其他治療方式，例如局部類固醇注射、或者體外震波治療等。

局部類固醇注射

局部注射是醫師常見的治療方式之一，最近有研究顯示，類固醇的確可以明顯降低足底筋膜炎患者的疼痛情形，不過只有短期效益，而且對於運動功能的恢復並沒有幫助。類固醇可能增加足底脂肪墊萎縮和足底筋膜斷裂的風險，發生率約 2.4%，因此應由醫師判斷個案是否為適合施打對象。

體外震波

適用於在進行其他保守治療至少六個月後，無明顯療效的情況、並且 X 光檢查顯示跟骨上有長骨刺的個案。不過目前對於體外震波的療效仍具有爭議，只有少數研究支持其短期效益。

足跟脂肪墊症候群

　　足跟脂肪墊是足底的緩衝機制之一，可以緩衝垂直方向的壓迫力，以及水平方向的剪力，在壓力移除後可回復原狀。若足跟遭受大力撞擊，例如跳躍時用足跟落地，可能會造成足跟脂肪墊局部發炎腫脹，稱為「足跟脂肪墊症候群」；一般在控制足底壓力後，症狀會自行改善，但若是長期承受較大的壓力，例如穿著不適當的鞋子打球，可能會造成脂肪墊萎縮，緩衝能力變差，這種結構的變化是不可逆的，應小心預防。造成足跟脂肪墊症候群，通常是一次劇烈撞擊或多次腳跟撞擊地面所造成，急性期應先控制發炎反應，並減少足跟脂肪墊的壓力，只要持續保護，通常症狀會自行緩解。

控制發炎反應

在受傷後 2-3 天內，建議可以在足跟疼痛腫脹的地方做冰敷，一般建議每隔 1-2 小時冰敷 20 分鐘，另外非類固醇類消炎藥也可以達到止痛、降低發炎反應的效果。但類固醇類藥物會造成脂肪墊萎縮，應由醫師決定是否需要施打！

穿著緩衝及支持性佳的鞋子

穿著適當的鞋子，是降低足底壓力不可或缺的策略，首先鞋子的緩衝功能要好，以協助避震，鞋子的護跟要夠硬，堅硬的護跟可以包覆住足跟周圍，達到將足跟脂肪墊往中間集中、增加緩衝功能的效果。

貼紮或足部輔具

透過貼紮或足跟杯可以協助足跟進行緩衝，進而降低身體活動時在足跟產生的壓力，達到避免反覆發炎及降低疼痛的目的。

● 足跟杯

具有緩衝性的足部輔具，可以降低足跟脂肪墊的
壓力、減緩疼痛。

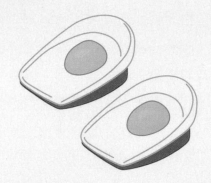

急性傷害後，回歸球場的時機

除了少數因為直接撞擊足跟所造成的急性傷害之
外，大部分的足跟疼痛都是逐漸發生的，可能一開始
只是在劇烈跑跳之後在足底有輕微疼痛或緊繃感，並
不會影響運動功能，但若不予理會，則可能會越來越
嚴重，甚至影響正常走路。

無論是足底筋膜炎或足跟脂肪墊症候群，保守治

療的效果都很不錯，一般來說，如果在穿著適當鞋子、使用貼紮或足部輔具等提供足部支持的情況下，打球過程中以及結束後的 24 小時內，都不會產生足部疼痛，則不一定需要停止籃球運動。

不過，持續的劇烈活動可能會延遲完全復原的時間，因此在一般的治療計畫中，通常都會建議要減少活動量、暫時停止劇烈跑、跳活動，以減少足部的負擔。如同其他的運動傷害，若要恢復完整的訓練與比賽，應採漸進式，不可從完全的停止運動，直接恢復到劇烈運動，否則很可能再次受傷。

在開始恢復部分訓練前，請注意：

- 平常走路或其他日常活動都已正常、不會產生疼痛。
- 小腿肌群和足底筋膜，都有適當的柔軟度。
- 下肢肌力至少達到未受傷腳的 85% 以上。

第二章

拚團隊精神的排球

　　常見的排球運動傷害，會根據不同的球員角色而略有不同，主要原因是不同球員角色的動作模式會有差異，因此，要預防或處理排球運動傷害的首要步驟，是先了解各角色球員的動作特性以及常見運動傷害。

排球運動常見的傷害

「甲方選手以肩上發球將球發入乙方後場，乙方的自由球員迅速移動到球的落點，將球穩穩接給舉球員！乙方組織進攻，舉球員高手托球把球舉給四號位的主攻手……來一個重扣……轉直線！甲方前排選手雙人攔網、啊、球打手出界，乙方得分！」

如果有看過排球比賽的轉播或現場，或自己打過排球比賽，一定有看過或聽過類似這般熱血沸騰的比賽狀況。精彩比賽的背後，是長時間、高強度的訓練，疲勞是不可避免的事。如果恢復時間不足，就容易導致過度使用而產生慢性傷害，例如肩膀痛、膝蓋痛。

除此之外，有時候在球場上也會發生一些意外狀況，像是腳踝扭傷、手部傷害、膝蓋十字韌帶傷害等等。如果沒有即時的處置，可能會導致受傷程度越來

越嚴重,甚至影響之後的打球生涯。

不同任務球員常見的運動傷害

在排球比賽中,每個隊伍會有六位球員在場上,每個球員都有自己的角色和任務,包含主攻手、舉球員、攔中手和舉對(站在舉球員對角線的攻擊手),另外可能還會有一位自由球員,負責跟後排的攔中手(或防守較差的球員)交換,進到場內進行防守。

主攻手、攔中和舉對都是攻擊手,在對方攻擊手扣球的時候也可能會做攔網,就是在網前手抬高、起跳,將球擋回對方場內;通常是程度比較高的選手才會進行攔網。比賽時自由球員主司防守,當然場上所有球員也都需要合作進行防守,而接起來的球幾乎都會給舉球員,讓舉球員把球作給攻擊手進行攻擊。

排球賽中雙方一來一往,節奏速度大多非常的快,場上的狀況也都瞬息萬變,因此各種運動傷害也時常發生,其中,網前的較量最容易發生急性運動傷害,因為雙方球員只有在網前有可能會互相接觸到對方,例如起跳落地時不小心越界(腳踩到對方場內)踩到

對方球員的腳、或者在進行雙人攔網時，踩到隊友的腳而造成腳踝扭傷，又或是在攔網時，手指被球打到受傷等等，另外，起跳後不當的落地姿勢，或在防守時瞬間不正確的轉身動作，則有可能造成十字韌帶的傷害。除了比賽中可能會發生的急性運動傷害之外，長時間又大量的練球或打球，也可能造成些累積性的慢性傷害，這些大部分都是源自於過度使用所形成的疲勞、姿勢不良或不當的動作模式。

攻擊手

由於每個球員角色的不同，專項訓練會有差異，常見的運動傷害也會有差，最常發生運動傷害，傷害種類最多的也是攻擊手。攻擊手最重要的任務是得分，也有可能要進行攔網（系隊等級以上的球隊中，至少攔中手會需要攔網），因此需要不斷的做出跳躍、擊球的動作，若是在等級較高的比賽或練球中，攻擊手起跳的次數甚至可以到數百次，疲勞的累積幾乎是必然的。

● 排球攻擊動作分解圖

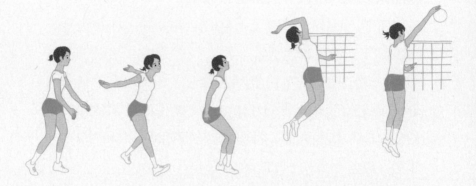

　　一般在進行攻擊動作之前，攻擊手會先跑「攻擊步伐」再順勢起跳，如果慣用手是右手，攻擊步伐會由左腳先啟動，二、三步則是右腳和左腳。通常第一步是決定前進的方向，二、三步則是透過強健的大腿肌和膝蓋將往前的動力轉換成往上跳的力，在跑攻擊步伐時，兩手會先往後擺臂，並在起跳同時將兩手往前、上方拉起，帶動身體往上延伸，起跳後身體會稍微往右側旋轉，並將右手往上、後方抬高，同時也做出「胸廓打開」，甚至「弓身」的動作（身體姿勢往後反張，像是拉滿的弓），擊球時的揮臂動作像甩鞭子一

樣，讓球可以快速地下墜。而這一連串的動作中，潛藏了數個可能引發運動傷害的因子：

反覆跳躍的動作會造成膝蓋的負擔

特別是在跑攻擊步的時候，由於二、三步會利用膝蓋和大腿肌力將身體往前衝的力煞住，並轉換成往上跳躍的力，如果過度訓練容易引發傷害，例如跳躍膝。

反覆把手抬高過肩容易引起肩膀傷害

高反覆的抬手過肩動作，易造成旋轉肌肌腱炎或肌腱病變，如果肩膀動作姿勢不正確、肩胛骨動作控制不佳，也容易引起肩關節夾擠症候群或其他肩膀傷害。

扣球動作不正確

正確的扣球動作是透過身體核心、肩膀、一直到手掌將力傳遞至球上，如果腹部核心肌力不足，容易只用肩膀出力擊球，造成肩膀疼痛；如果擊球時球的位置太過靠近身體、球員本身胸椎過緊、或者太過刻意的做出「弓身」動作，容易造成腰背肌群過度使用、

椎弓壓迫等情形，造成腰痛。

起跳後落地動作或姿勢不正確

這動作容易造成下肢傷害，例如腳踝扭傷、膝蓋十字韌帶或半月板傷害。

舉球員

在大部分職業或業餘排球隊伍中，舉球員都是由高手托球的方式來做二傳，因此常見的傷害比較多是發生在手指或手腕，例如扭傷或挫傷等；如果因為與球的位置太接近或其他原因，導致舉球時腰部過度往後伸展，容易造成下背肌肉過於緊繃而導致痠痛，當腹部、核心肌群肌力不足時，甚至可能導致腰椎椎弓壓力增加，產生疼痛。如果是由低手擊球方式做二傳，例如大學系隊，則較不會有手部傷害。層級較高的球隊中，舉球員常採用跳舉方式做二傳，還要進行攔網和防守，因此也可能會有膝蓋、腰部等相關傷害。

自由球員

自由球員又被稱為球場上的守護神，主要的工作是進行防守以及替隊友做掩護，在快速移動、變換方向、各種救球的過程中，容易因為動作不協調或碰撞造成腳踝扭傷、膝蓋十字韌帶傷害、手指或膝蓋挫傷甚至手腕或手肘的傷害；舉例來說，在準備接球的時候重心會放低、腳跟微微離地，轉身動作中會以腳尖當作支點將身體和大腿一起旋轉，但如果轉身速度過快，大腿的動作跟不上，就會在膝蓋產生一個扭轉的力，造成十字韌帶傷害。另外，高反覆的接球動作容易導致身體姿勢偏向駝背、腰椎前凸弧度變小，使得背部壓力逐漸增加，導致肌肉緊繃、柔軟度變差，如果沒有適時處理，就可能導致腰背痠痛的發生。事實上，這些傷害並不是只會發生於自由球員，而是場上所有在進行防守接球的球員。

排球運動新手

排球運動需要的專項技術較多，排球運動新手常

見的運動傷害與其他業餘或專業選手並不相同。一開始練習低手擊球、低手發球和高手托球時，容易發生手臂、膝蓋等部位挫傷、手指韌帶扭傷、腳踝扭傷、腰痛等；開始練習專項技術後，例如攻擊扣球、肩上發球、攔網等，就可能會因為動作不夠正確或核心肌力不足，造成肩膀、腰部、膝蓋、腳踝等部位的傷害，而這些也是學校球隊或業餘選手常見的問題。

職業選手

最常見的傷害原因是過度使用所造成的慢性傷害，訓練強度突然地增加，也是危險因子之一，常見的傷害部位同樣是手指、肩膀、腰部、膝蓋和腳踝等等。由於比賽強度較高，發生急性運動傷害的狀況也不少見。

排球運動傷害的預防

　　許多非專業選手發生運動傷害的原因，是不了解或不熟練正確的動作模式；以初學者來說，容易用甩手臂的方式低手擊球，造成手臂挫傷，或是在高手托球的時候因為施力方法不正確，而造成手指或手腕扭傷。

　　以攻擊或發球動作來說，不正確的動作模式可能會造成某些關節的負擔增加，如果反覆次數太多就會產生疼痛或傷害。因此，正確的動作觀念和技術，是預防排球運動傷害的第一步。

足夠的肌力與體能

　　強健的下肢肌力和體能，是達到正確動作模式的重要條件，例如當下肢肌力不足、又要將重心放低接球時，容易用彎腰的姿勢接球，造成腰部傷害。

適當的暖身

錯誤或不足的暖身、甚至沒有暖身，是許多排球愛好者常見的問題，暖身的目的是讓身體準備好接下來的訓練或比賽、降低運動傷害的風險，並不是僅僅活動關節、更不是靜態伸展運動。建議暖身內容應包含 5-10 分鐘的有氧運動熱身（例如跑步）、10-15 分鐘的動態伸展以及 10-15 分鐘的球操和墊球熱身；若僅有 10-20 分鐘的時間暖身，也應透過動態伸展和墊球暖身等方式，盡速讓身體暖起來、讓大肌群準備好進行排球運動。

● 動態暖身範例

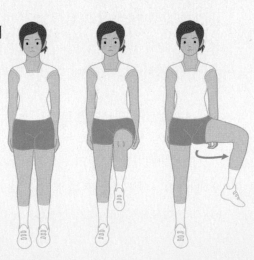

維持適當的身體姿勢與柔軟度

駝背、「圓肩」等不當的身體姿勢，會增加打球過程中肩膀、上背和下背的負擔，而柔軟度不佳除了會造成身體姿勢不佳之外，更會增加肌肉或肌腱等軟組織傷害的風險，因此，平時的姿勢矯正與適當的伸展運動、打完球之後適度的收操，都是遠離運動傷害的重要步驟。

護具使用

排球運動中難免會有一些碰撞或意外，根據每個人的需求，護具可以避免運動傷害的發生。適當的排球鞋與運動襪除了能夠促進運動表現之外，還能提供腳踝穩定，減少傷害的風險。護具的部分則是看個人不同的需求：

護膝

最常見被使用，可以避免膝蓋挫傷或擦傷，也可以稍微支持膝關節，不過如果長時間戴著護膝，可能

會影響下肢血液循環。

護踝

用來保護及穩定踝關節，不過可能會對腳踝的動作有些影響，長時間穿戴也容易造成腳踝附近肌肉無力、踝關節動作控制變差。

避免過度訓練

訓練或比賽時間過長是造成各種運動傷害的原因之一，應透過適當的休息、換人等策略，避免造成身體組織或精神狀況上過度疲勞的情形。

消除疲勞

激烈的比賽和紮實的訓練一定會讓球員產生疲勞，然而，當身體或精神狀況不佳、或是過於疲勞時，專注力和反應力會下降，很容易發生運動傷害，因此良好的身心狀況、以及訓練後疲勞的消除，是預防運動傷害的重要步驟。

注意環境安全

練球或打球時，要注意有別的球進到場內（ball-in）的狀況，特別是在練球的時候，球容易滾到球員的附近，無論是在攻擊或防守練習的時候，只要踩到球都非常危險。在網前起跳時，要注意對方球員與附近隊友位置，避免在落地時因為位置太接近而踩到對方的腳。球場附近的環境也要留意，攻擊或防守訓練時球常會飛到場外，因此球場附近的障礙物也是需要注意的危險因素，以免在奔跑過程中因不注意而撞到或踩到障礙物。

翻船

　　比賽將近，球隊的訓練進入如火如荼的階段，在一次分組混合訓練的過程中，隊上的大砲手小紗打完攻擊落地時，竟不小心踩到對面攔網手的腳，導致右腳腳踝扭傷，小紗當場痛苦的倒在地上，隊友們見狀連忙一擁而上。

　　「應該是翻船了！一個人固定阿佳的腳，我們先把阿佳移到場外。」隊長阿金反應迅速地指揮著。

　　「是不是應該要先把鞋子脫掉呢？」有學妹問。

　　「不行！要先有人幫忙去找冰塊，在冰塊送到之前都不可以把鞋子脫下來，否則等下會整個腫起來！」小曦是物理治療學系的學生，立刻開口阻止：「小紗妳先躺下，我們把受傷的腳墊高超過心臟的高度，腳踝盡量固定在比較不痛的位置，不要直接讓腳板垂下去，

這樣會扯到受傷的地方。」三分鐘後冰塊送到，大家合力幫小紗把鞋子脫掉，並用毛巾將冰塊整包纏在受傷的腳踝上；維持躺在地上腳抬高冰敷的姿勢 20 分鐘後，小曦再把冰敷包拆掉。

「小紗，妳的腳踝現在沒有明顯腫脹，不過等下可能還是會再腫起來，我先幫妳用白貼固定，讓妳等下有辦法回家。等人來接的時候，我們會把妳扶出去，受傷的腳盡量不要踩重量上去。」小曦仔細的交代著。

隔天小紗去看醫生，檢查結果是腳踝的前距腓韌帶受傷，附近其他韌帶和骨頭都沒有受傷，醫生建議最少有 3-5 天都要先拿腋下拐走路，受傷腳不要負重，並且轉介到物理治療中心做積極的治療。

「治療師，我可以參加一個月後的球賽嗎？」小紗擔心的問物理治療師。

「妳的狀況算是中度扭傷，如果治療密集並且有好好保護不要再受傷的話，恢復時間預計是 4-6 周。第一周我們要先把疼痛和腫脹完全降下來，並且在不痛範圍內，做一些溫和的關節活動和肌力訓練，等到妳的腳踩地不會痛的時候才能夠開始不靠腋下拐走路。

在那之後，我會讓妳做更進一步的運動訓練，重建妳的肌力、柔軟度和本體感覺等。至於一個月後的比賽建議是先不要參加，不過也是要看妳恢復和訓練的狀況，還是可能趕得上。不過，在第一次扭傷後的第一個月內，再次受傷的機率高達 70%；所以要特別小心。」

　　在連續四周密集的接受治療和運動訓練後，小紗的腳踝幾乎都不會有疼痛了，便跟著球隊出去比賽，但物理治療師建議要做貼紮固定，並且穿戴護踝。

護踝的穿戴 →

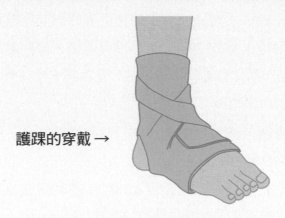

　　「治療師，護踝穿戴要維持多久？」
　　「因為四個禮拜時間，受傷的韌帶可能還沒有完全癒合，要恢復激烈運動時，建議還是要做保護，如

果 2-3 個月之後打球都沒有疼痛或腫脹發生，可以再嘗試不要穿護踝。」

腳踝扭傷俗稱「翻船」↓

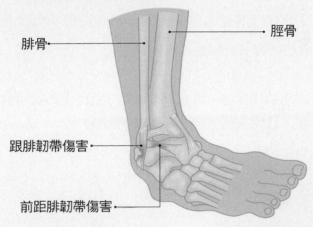

腓骨

脛骨

跟腓韌帶傷害

前距腓韌帶傷害

　　翻船，是排球運動中最常發生的急性傷害，常發生在攻擊起跳落地時踩到對面攔網者的腳，偶爾也會在急停、急速轉換姿勢時受傷。

　　踝關節扭傷，指的是穩定踝關節的韌帶拉傷，最常發生傷害的韌帶是前距腓韌帶（ATFL）跟腓韌帶（CFL），在排球運動中，前下距腓韌帶（AITF）也是

常見的受傷位置；較輕微的扭傷可能休息一下就不痛
了，嚴重的話可能連站立或走路都會有劇烈疼痛，需
要立即性的處理。有時候，翻船並不僅僅是韌帶的扭
傷，還有可能合併關節囊受損、踝關節內血腫、踝關
節內側軟骨因撞擊而摩損，甚至可能有骨折的狀況，
建議還是就醫檢查以免延誤治療。

**踝關節扭傷後，疼痛部位若位於圖中標記紅色的 4
處，建議送醫檢查是否有骨折狀況 ↓**

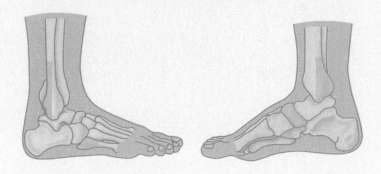

場邊急性處理 PRICE

與其他急性運動傷害一樣，為避免二次傷害，腳
踝扭傷要馬上想到「PRICE」，目的是要將傷害的程度

降到最低。

P 保護（Protection）

　　保護受傷腳的韌帶，保持在不會被拉扯到的位置。

　　場上發生腳踝扭傷時，首先要將傷者移到場外去，注意移動時要把受傷腳固定住，一般建議固定在踝關節接近 90 度位置。但有時可能因為局部腫脹或關節有點錯位，扳倒 90 度會非常疼痛，因此固定在傷者較不疼痛位置即可。如果傷得不是那麼嚴重，可以攙扶傷者單腳跳出去，傷者自然的保護反射，會讓腳踝固定在較不疼痛的位置。

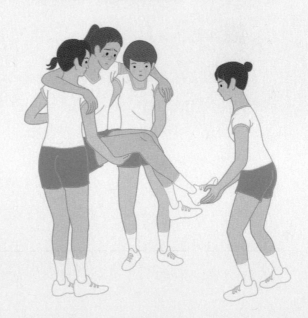

R 休息（Rest）

扭傷後無論傷害的嚴重程度，都建議先暫時離開球場，因為扭傷後一定會產生一些局部發炎反應，如果完全置之不理繼續活動，絕對會加劇傷害的嚴重程度，因此即使只是小傷也應該先暫時離場，一般必須休息到不動踝關節的時候不會疼痛，才能考慮是否能回到賽場上，並且，如果繼續比賽的話，一定要先以運動貼紮或護具進行保護，以免傷害惡化或再度扭傷。

I 冰敷（Ice）

冰敷目的在降低發炎反應、止痛，以及減少持續「內出血」造成的腫脹。

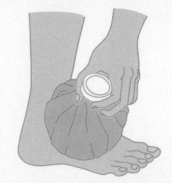

一般是用冰塊冰敷將溫度降到10-15度。傳統上建議每隔1-2小時冰敷15-20分鐘，但近年

來發現，先冰敷 10 分鐘休息 10 分鐘、再冰敷 10 鐘的
「間歇性冰敷」可以更快的降低疼痛、恢復功能。也可
將冰塊放在冰敷袋中加入少許水敷在受傷處，此外也
可以將冰塊放在塑膠袋中、外面包一層毛巾來取代。

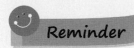

Reminder

　　注意冰敷的時間不可以超過 30 分鐘，因為如果讓
溫度降太低（低於 10 度）的話，會有局部血管擴張的
狀況產生，使得局部腫脹和疼痛情形變得更嚴重！

C 加壓（Compression）

　　加壓的目的是透過壓迫減少局部出血量，當踝關
節扭傷時，若能在腫脹發生前就先以運動貼紮或彈性
繃帶加壓、固定，可減少腫脹的程度；但如果已產生
局部腫脹，還直接去加壓，會超級痛，因為壓力沒有
宣洩的出口，所以一般會調整加壓的力道或者用調整
式貼紮方式進行加壓。

調整式運動貼紮會留一條縫，保留腫脹的空間 ↓

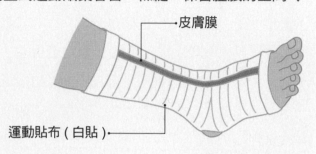

皮膚膜

運動貼布（白貼）

E 抬高（Elevation）

把受傷的腳抬高於心臟有助於消腫，可以跟冰敷合併執行。在抬高的時候也要將踝關節固定在較不疼痛位置，以免拉扯到受傷的部位。

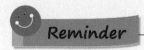

Reminder

通常受傷後，小腿肌群會反射性的共同收縮，把腳踝固定在較不會疼痛的位置，如果是外側韌帶受傷，則位於小腿前側的脛前肌與外側的腓骨長肌可能會特別緊繃，避免傷害加劇。當腳踝已被保護好後，可針對緊繃的肌肉做按摩，減輕因肌肉緊繃所造成的疼痛。

翻船後的腳踝治療
與復原訓練

　　翻船的嚴重程度可大可小，輕微的時候，可能稍作休息一下疼痛就緩解了；嚴重的時候連走路都有困難。無論是輕微還是嚴重，腳踝扭傷之後，再次扭到的機率非常高，再發生率甚至超過 70%！有超過一半的機率，症狀會持續影響往後的打球生涯，甚至會造成「慢性踝關節不穩」的問題！所以在球場邊的急性處理之後，後續適當的處理非常重要，簡單來說包含了幾個部分：

受傷後一周內，給予最佳負荷活動

　　早期認為，在踝關節扭傷後，至少在 3-7 天內應休息，以避免影響受傷韌帶的癒合，但近年來的研究發現，受傷後一周內就開始執行「最佳負荷活動」，不但

不會延遲癒合時間，甚至可以加速扭傷後初期功能恢復的程度。最佳負荷運動指的是——不要讓受傷處完全休息，而是要在不產生疼痛的範圍內，做踝關節活動、肌肉等長收縮訓練或行走等活動。

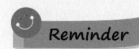

Reminder

受傷後初期，在運動訓練之後，皆應執行冰敷，以避免訓練後的腫脹與疼痛。

各方向踝關節活動訓練

每個方向做 10 下，每天 3 回。

腳板往上勾 ↓　　　　↓ 腳板往內翻

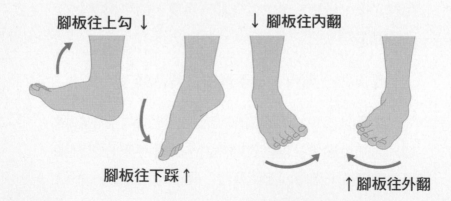

腳板往下踩 ↑　　　　　↑ 腳板往外翻

腳踝各方向肌肉等長收縮訓練

　　利用健康腳給予阻力，做不同方向出力，但關節角度維持不變，每個方向維持 5-10 秒，重複 10 下。

腳踝內翻↓　　　　**腳踝外翻↓**

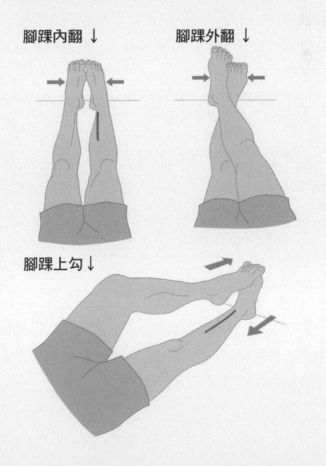

腳踝上勾↓

促進受傷的韌帶修復

韌帶本身的復原能力很不好，通常需要透過外力促進它的修復，例如熱敷、超音波治療等。熱敷的溫度建議在 40-43 度。可以使用熱敷袋或泡在溫熱的水中，當腳踝腫脹還沒全部消退前，在熱敷時做腳板的上下活動，以免腫脹加劇。

● 泡熱水以促進韌帶癒合

泡熱水時，要同時在不痛範圍內，做腳踝往上勾、往下踩的動作。

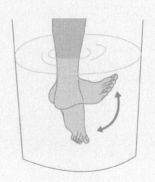

訓練變弱的小腿肌力

疼痛和休息，絕對會讓原本壯碩的小腿肌變得羸弱無力！一般會特別加強踝關節外翻肌（腓骨長肌），加強踝關節的穩定度。

小腿外側肌力訓練

　　當原本受傷導致的疼痛慢慢消失後，可以開始訓練小腿的肌力。由於在韌帶受傷之後，踝關節的穩定度會變差，需要透過肌肉主動收縮來加強；位於小腿外側的腓骨長肌是做腳板外翻的動作，也是保護踝關節不再扭到的重要肌肉，若肌力不足，可能導致慢性踝關節不穩。

● 腳踝外翻動作訓練

用彈力帶將兩腳綁在一起給予阻力，綁的位置約在足部前三分之一，受傷腳往外、往上勾，感覺小

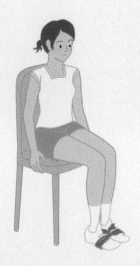
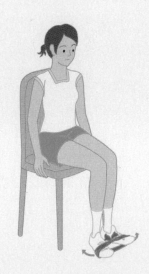

腿外側肌肉有緊繃感，維持 5-10 秒，重複 10-15 下，
重複 3 回；訓練時膝蓋位置不可移動。

小腿後側肌力訓練

　　當可以正常走路不會疼痛後，可以開始進行漸進
式踮腳尖訓練，一開始先練習雙腳踮腳尖，再以不產
生疼痛為原則，逐漸將重心偏移到受傷腳，例如受傷
腳負重 75% 體重，最後
進行單腳踮腳尖的訓
練；練習時要注意腳跟
抬離地面時不可以往內
或往外偏掉，可用一兩
根手指頭輕扶固定家具
保持平衡，重複 15-25
下，每天 3 回。

　●雙腳踮腳尖訓練

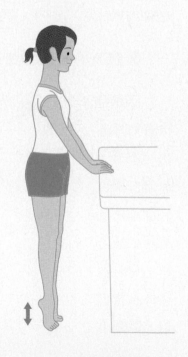

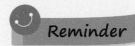

Reminder

　　單腳踮腳尖的動作對踝關節壓力比較大，要確定站立時已經不會導致踝關節的疼痛或是腫脹後，才開始練習。有些時候會感覺腳踝有壓力，但還不會疼痛，建議可在訓練結束時冰敷 10 分鐘或用彈性繃帶加壓，以避免可能產生的腳踝腫脹，但如果訓練幾次之後都沒有不良反應，就可以省略這個步驟。

增加小腿柔軟度

　　受傷所產生的疼痛可能會造成附近肌肉產生共同收縮，導致肌肉變得緊繃，在受傷初期即可開始在不產生疼痛範圍內，透過按摩、伸展的方式增加小腿肌群柔軟度，例如透過弓箭步伸展運動，放鬆小腿後側的腓腸肌和比目魚肌。

以踝關節護具保護腳踝

　　在韌帶修復後期，可漸進式的恢復專項運動訓練。建議一開始要先穿著護具進行保護，根據不同的

訓練或比賽強度可選用不同類型的護踝，以避免韌帶
尚未完全復原又發生二次傷害。

訓練踝關節穩定度

踝關節穩定度訓練是在腳踝扭傷後非常重要、且
容易被忽略的一個部分，訓練目的是要減少再次傷害
的風險。韌帶上有很多感覺受器，也就是感覺訊息傳
入的地方，有助於踝關節的動作控制。韌帶受傷之後
踝關節的本體感覺與穩定性會變差，所以必須透過訓
練重新建立踝關節穩定度，甚至要練得比原本更強，
以避免再次扭到。

本體感覺的訓練在受傷急性期過後即可開始，例
如練習用腳板寫數字或英文字母，在居家訓練中，也
可以利用翻過來的鍋蓋，在坐姿下進行踝關節動作控
制訓練，訓練時受傷腳踩在鍋蓋中心，透過腳板動作，
讓鍋蓋的邊緣平順的分別以逆時針與順時針的方式接
觸地面畫圓圈，要注意動作過程中膝蓋盡量不要移動，
並且不可以產生疼痛。

● 踝關節動作控制訓練

　　一般在可以正常走路不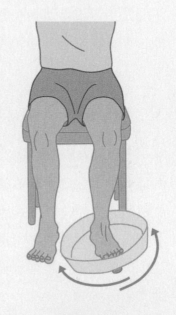
會疼痛時，就可以開始嘗試
訓練單腳站立平衡，姿勢為
雙手抱胸、睜開眼睛單腳
站，注意兩腳不可以互相碰
到、身體盡量穩不要晃，目
標維持 30 秒。達標後，可
再訓練閉眼單腳站立，目標
維持 15-30 秒。進行訓練時
若有疼痛，或感覺踝關節內有壓力，應暫時停止，否
則可能會影響傷處癒合或導致踝關節腫脹。

進階踝關節穩定度訓練

　　當基本踝關節動作控制建立起來後，可開始加入
進階踝關節穩定度訓練，例如可在不穩定平面上訓練
單腳站立平衡、單腳踮腳尖訓練（強調動作時足部不
可往內或外偏移）；另外，單腳跳向上或向前跳、繞 8

字形跑步等混合肌力、爆發力、反應力、敏捷性的訓練，也是在安全的回到運動場前，不可忽略的訓練項目。

腳踝傷後，回歸球場的時機

很多人在腳踝扭傷之後，因為太早開始恢復運動，而造成反覆的腫脹和疼痛，甚至再次扭傷腳踝。大家心裡想問的都是：「我什麼時候可以安全地回到球場？」因為每個人受傷的嚴重程度不同、打球的強度不同，這個問題無法被很精確地回答，不過，還是有一些判斷的方法：

- 已無腫脹與疼痛。
- 日常生活功能正常，可以正常行走、上下樓梯、蹲下等。
- 場邊熱身或功能性訓練不會產生疼痛：例如可以先練習跑直線、側併步、側併步接球、跑 S 形／8 字形、攔網跳、攻擊步等。

一般韌帶扭傷後大約 6-12 周後才能修復，這只是大約，事實跟受傷嚴重程度有關。根據研究，腳踝扭

傷後一個月內再次扭傷的機率高達 70%！主要原因是，往往在受傷後的幾周內，腳踝的疼痛與腫脹已明顯減退，很多人會誤以為自己好了，就恢復訓練或比賽，但韌帶未完全修復、肌力與踝關節動作控制不足等因素，會導致很高的比率發生二次扭傷。在排球運動中，跳躍後落地、往前衝然後急停接球等動作，都會對踝關節產生很大負擔，建議一開始回到球場要穿戴護踝來保護，等到完成肌力、踝關節穩定度與動作控制等訓練，並且打球時都不會產生腫脹或疼痛後，再逐漸脫離護踝。

一定要就醫的
膝關節韌帶傷害

　　小織加入排球隊已經快兩年，最近為了全國排球比賽做準備，球隊訓練菜單的強度越來越高，除了練球一開始的場操、體能之外，針對防守和攻擊的訓練也越發紮實，常常一個晚上訓練下來，小織甚至覺得自己快要不能移動自己的雙腿了，然而為了爭取先發資格，仍然是咬著牙，奮力的去處理每一顆球。

　　這天晚上，依舊是紮實的體能與技術訓練，小織撐著疲憊的身體，執行防守訓練，然而，在一次轉身接球的動作中，不小心扭了一下膝蓋，導致左腳膝蓋內側灼熱、疼痛。

　　「小織你還好嗎？」隊友小環發現小織狀況有異，上前詢問。

　　「剛剛接球的時候好像扭了一下，不過現在已經

沒有很痛了，也可以走路。」小織說。

「你還是先去冰敷一下吧！不然等下怕會腫起來。」小璟建議。

冰敷完之後，小織活動了一下膝蓋，發現並沒有不舒服，只有按膝關節壓內側時有些微疼痛感，因此，決定戴上護膝回場上繼續訓練。

然而，在另一次救球的過程中，小織的左腳膝蓋卻再次受傷，甚至連走路都會有明顯疼痛，小織只好在隊友的攙扶下到場邊冰敷。冰敷完之後，走路就比較不會疼痛了，但小織還是在隊友建議下到醫院就診。

「你應該是膝蓋內側副韌帶扭傷，因為走路不會痛，應該還不用拿拐杖，我幫你轉介給物理治療師去做治療。」醫師對小織說。

物理治療師在詢問病史以及檢查之後，對小織說：「因為你才剛受傷，建議這兩天每2小時冰敷一次，而且要盡量避免拉扯到內側副韌帶。我會先幫你在受傷的地方做間歇性的超音波治療，促進組織修復，然後教你一些簡單的運動訓練。」

「不是說受傷之後要休息嗎？這樣可以做運動訓

練嗎？」小織奇怪的問。

　　「雖然現在是以休息和保護為最主要治療目標，但還是可以在不會產生疼痛的程度下，做一些簡單的肌力訓練，避免因疼痛導致的肌肉無力。等到腫脹和疼痛消退之後，再漸進式的增加訓練強度，避免肌肉萎縮。」

　　「治療師，那我得等到什麼時候才可以開始回去練球呢？」小織好擔心趕不上今年的全國排球比賽。

　　「首先你必須要先完全不會疼痛和腫脹，而且膝蓋關節角度完全恢復正常，再來就是下肢肌力和穩定度足夠，不然容易造成二次傷害。以你的狀況，大概需要至少4-6周吧，要看之後韌帶恢復和訓練的狀況。」

　　「我會好好努力的！」小織堅定地說。

　　在排球運動中，膝關節韌帶傷害其實並不少見，以發生率來說，比賽過程中比起訓練期間更容易發生膝關節韌帶傷害，其中，以內側副韌帶的發生率最高，第二名是前十字韌帶；有時候只是輕微扭傷，較嚴重的話則可能是部分撕裂或斷裂，但無論受傷嚴重程度，

都需要接受醫療處置，以免症狀惡化。

膝關節附近的韌帶

　　膝關節是由股骨（大腿骨）和脛骨（小腿骨）所構成，由於骨頭所構成的關節面形狀平坦，膝關節的穩定度主要是由關節囊、韌帶等軟組織的張力，以及膝關節附近肌肉收縮所提供。

　　膝關節的重要韌帶包含關節內的前、後十字韌帶，和關節外的內、外側副韌帶，主要功能是限制脛骨相

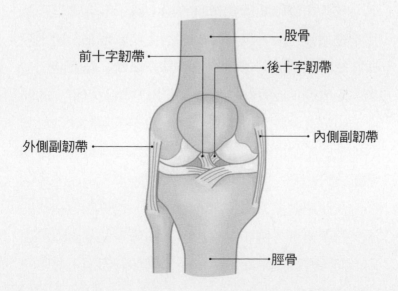

股骨

前十字韌帶

後十字韌帶

外側副韌帶

內側副韌帶

脛骨

對於股骨過度往前、往後、旋轉，以及膝關節內翻（被往內折）或外翻（被往外折）的動作，當韌帶被拉扯的張力過大時就會造成傷害。由於排球是隔網運動，球員互相碰撞的機率較低，因此幾乎所有膝關節韌帶傷害都是「非接觸性」傷害，常見受傷時機像是在起跳落地瞬間、或是在快速轉換動作方向瞬間等。

前十字韌帶傷害
通常無法在短時間內重回球場

在排球員膝關節韌帶傷害中，前十字韌帶傷害雖然不是最常見的，但傷害程度往往比較嚴重，通常無法在短時間內重回球場。相較於訓練時，比賽時的受傷率比較高，而且女性球員比起男性球員有更高的前十字韌帶傷害發生率，甚至高達 2-8 倍。根據統計，起跳落地時不當的落地姿勢，是最常造成球員前十字韌帶斷裂的原因。

在快速轉換方向接球的動作中，也可能會造成前十字韌帶傷害，例如要接左前方的球，左腳會先跨出去，同時轉身盡量面對球以及要擊球的方向，此時右

腳是順著轉身方向旋轉，呈現內八、膝蓋微彎的姿勢，
但若右腳的髖關節與膝關節動作不協調、右膝蓋保持
伸直，就可能在接球過程中產生膝蓋往內側下壓和旋
轉的力量，快速而過大的力量容易造成前十字韌帶傷
害，這種情況在球落點距離自己比較遠時，較常發生。

**快速轉換姿勢接球時，若髖關節與膝關節動作控制
不協調，容易造成膝蓋韌帶傷害 ↓**

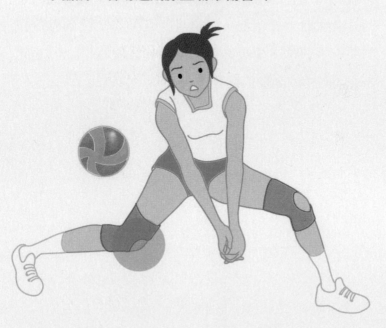

前十字韌帶斷裂

當前十字韌帶斷裂時，通常會聽到「啪」一聲，並且會在膝關節產生疼痛、腫脹以及關節不穩的症狀，大部分的情況球員會無法回到運動場，甚至無法走路，需要立即固定並送醫。

前十字韌帶斷裂的診斷黃金標準是核磁共振檢查，以運動員或想回復原本運動強度的業餘球員來說，大部分會採用手術治療，用自身的肌腱或韌帶重建斷裂的前十字韌帶，術後的復健期至少九個月以上，才能恢復高強度的訓練或比賽。

膝關節內側副韌帶傷害與處置

　　內側副韌帶是排球員最常發生傷害的膝關節韌帶，這條韌帶主要是限制膝關節外翻（被往外折）的動作；在排球運動中，內側副韌帶傷害最常發生於快速轉身接球的過程中，如果髖關節外側肌力不足，或下肢動作不協調的時候，容易造成膝關節內側的壓力過大，可能導致膝關節內側副韌帶被過度拉扯；有時傷害並不是單一事件所造成的，可能是反覆的拉扯張力，逐漸在內側副韌帶產生傷害。

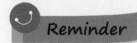
Reminder

　　內側副韌帶受傷時，疼痛的位置在膝蓋內側，為了保護受傷部位，大腿內側肌群會反射性地變得緊繃、

僵硬，當傷害程度較嚴重時，在膝蓋內側也會有局部腫脹情形。

　　造成膝蓋內側疼痛的原因有很多，建議還是要尋求醫師確診，嚴重的內側副韌帶傷害可能會合併半月板或前十字韌帶傷害，需要進一步檢查確認。內側副韌帶的傷害處置以保守治療為主，根據嚴重程度需要不同程度的保護，治療目標是消除腫脹與疼痛、增強下肢肌力與膝關節控制、重建柔軟度、並漸進式恢復運動訓練及比賽，治療時間根據嚴重程度而定，通常需要數周至數個月，才能再回到球場。

受傷後的急性處理和保護

　　在受傷後 2-3 天內的發炎期，都需要進行冰敷、加壓、抬高、休息和保護，而在發炎期過後，最重要的是保護受傷的韌帶，讓它有機會修復。如果是較嚴重的傷害，會需要穿戴膝支架來避免膝蓋產生外翻的力，而走路的時候也會需要拿拐杖。

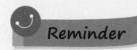

　　受傷腳承重的限制標準，以不產生疼痛為原則；如果只是輕度傷害，可能只有受傷的前幾天需要拿拐杖，急性期過後就可以開始正常走路了，但如果是較嚴重的傷害，則可能需要拿拐杖數周至一個月。

漸進式運動訓練

　　韌帶本身的血液灌流不佳，癒合較慢，因此可以透過物理因子介入來促進癒合，例如超音波、熱敷……等等，但僅僅是讓韌帶癒合是不夠的，首先，一開始的疼痛、腫脹或後來的支架固定，可能會讓膝關節的角度受限、無法自如的伸直或彎曲到原本的關節角度，另外，疼痛本身以及休息會讓大腿肌力、甚至整體下肢肌力變差，最後，韌帶本身有很多感覺受器，受傷後會影響膝關節的本體覺，這會直接導致膝關節的動態穩定度變差，如果沒有重新訓練就直接恢復高強度運動，極有可能會發生二次傷害，甚至造成膝關節其他韌帶或半月板的傷害。

漸進式膝關節角度訓練

內側副韌帶受傷之後，膝關節的角度通常不會明顯變差，但在膝蓋伸到最直或彎到最彎的時候，會感覺膝蓋內側有緊繃感，此時應盡快開始在不產生疼痛範圍，做膝蓋彎曲、伸直的運動，以避免之後膝蓋變得僵硬；如果傷害程度較嚴重，膝蓋可能會因為疼痛而無法伸到最直，此時應先以膝關節支架做保護，避免刻意伸展，但仍在不痛範圍內盡量維持膝關節角度，可做的運動像是「坐姿滑腳跟運動」，在腳跟不離地的情況下做膝關節角度運動。

肌力訓練

可從股四頭肌等長收縮訓練、各方向直膝抬腿運動開始，再漸進式使用沙包、彈力帶等增加阻力，當受傷腳踩地不會痛之後，再開始加入下肢功能性運動，例如滑牆運動、階梯訓練……等，這些運動可同時加強膝關節穩定度，而不會對受傷韌帶產生過大張力；由於內側副韌帶的傷害與髖關節外展、外轉肌肌力不

足有關，也應加強這些肌群的訓練。詳細訓練內容，可參考籃球常見運動傷害中，前十字韌帶受傷後的肌力訓練方式。

柔軟度訓練

當內側副韌帶受傷時，附近肌群會反射性地變得緊繃以保護受傷的地方，特別是膝蓋內側的「鵝掌肌群」，鵝掌肌群由大腿三條肌肉所組成，包含縫匠肌、股薄肌、半腱肌，當鵝掌肌群過緊時會造成膝蓋內側疼痛，因此，適度的放鬆大腿前側、內側與後側的肌群也可緩解不適感。

內側副韌帶的位置與鵝掌肌群有重疊，因此受傷前兩周，建議先用按摩肌肉的方式進行放鬆，伸展運動一般建議隔兩周後再逐漸加入，並且以大腿前、後側肌群為主，以免影響組織的癒合。

膝蓋控制與下肢穩定度訓練

內側副韌帶的功能，是維持膝關節內側的穩定度，當膝關節控制不良、下肢動態穩定度不佳時，就比較

容易拉扯到受傷的韌帶、影響癒合，因此在局部腫脹
與疼痛消退後，就應開始加入相關訓練。

　　最簡單的可以從單腳站訓練開始，當單腳肌力足
夠支撐體重後，可漸進式加入單腳微蹲訓練，訓練時
要注意環境安全，可先用一、兩根手指頭輕扶牆壁，
感覺膝關節較穩定之後，再嘗試放手。

膝關節韌帶受傷後，回歸球場的時機

　　膝關節韌帶的主要功能是維持膝關節的穩定度，
如果在完全癒合之前承受過大的張力，會延遲癒合時
間，甚至造成韌帶鬆弛，因此足夠的休息、治療以及
訓練是必要的。一般來說，前十字韌帶的恢復期較長，
在手術處理之後，至少需要超過半年至一年左右的復
健訓練，才可能回到原本的運動強度；而內側副韌帶
傷害所需要的治療與訓練期相對較短，根據不同受傷
程度，大約需要至少數周到 3 個月以上。

　　無論是前十字韌帶或內側韌帶傷害，剛開始恢復
部分訓練時，都建議要以護膝或貼紮的方式做保護，
一方面支持膝蓋、提供穩定度，一方面也是提供球員

心理上的支持。

　　膝關節韌帶受傷後，恢復高強度運動標準包含：

- 沒有任何疼痛與腫脹，包含觸壓痛，或是對受傷韌帶加壓之後也不會產生疼痛，例如模擬接球動作下壓膝蓋，膝蓋內側不可產生疼痛。

- 關節角度完全正常。

- 受傷腳下肢肌力與功能性檢測結果為健康側的85% 以上，肌力以大腿股四頭肌、髖關節外展與外轉肌等為關鍵指標；功能性檢測則包含單腳向前跳躍測試、往上跳躍測試等。

- 下肢控制與穩定度達到健康側的標準，例如單腳站測試，看下肢靜態穩定度；下肢動態平衡測試，檢測下肢在執行動作過程中，維持關節穩定的能力。

攔網造成的急性手部傷害

　　難捱的期末考結束後，大家蜂擁到排球場打球，以抒發過去一學期來緊繃的情緒。

　　「接一個、好球！」

　　「快！用力定下去！」

　　「封死他！」

　　一來一往，大家的喊聲此起彼落，球場上好不熱鬧。

　　「啊、好痛！」正在進行攔網的阿軒突然慘叫一聲。

　　「怎麼了？」同隊的阿宏嚇了一跳。

　　「沒什麼，我們繼續。」雖然剛剛攔網瞬間手指痛了一下，但阿軒不以為意，繼續投入比賽。等到比賽結束，卻發現他右手小指腫脹疼痛，不太能做彎曲伸直的動作。

「哇！阿軒，怎麼那麼嚴重？」

「剛剛攔網的時候小指被折了一下，我想說應該還好就不理它，沒想到竟然變成這樣。」

「等下趕快先冰敷，受傷的前兩三天是急性發炎期，做冰敷一次大概 10-15 分鐘，要保護好不要太去動手指，以免腫脹和疼痛越來越明顯。如果過幾天還是很痛的話，可能要去醫院照 X 光，檢查有沒有骨折。」

「咦，阿宏你怎麼這麼有經驗？你常受傷喔？」

「喂，我可是物理治療學系的高材生，上學期有選修運動傷害處理課程。等過兩天疼痛和腫脹逐漸變好，你就改成熱敷，開始在不會疼痛的範圍內，做一些小指頭彎曲、伸直的動作，以免之後關節攣縮。」

「好，我知道了，謝啦！我現在立刻去冰敷。」

排球是一種隔網運動，兩方選手幾乎不會有互相碰撞的機會，因此發生急性傷害的比率相對較低。最常發生的上肢急性傷害，是手指關節韌帶或關節囊扭傷，也就是俗稱的「吃蘿蔔」。輕微的扭傷可能不會產

生明顯的疼痛，但如果不去注意或保護，可能造成傷害加劇，影響功能。

其他常見的手部傷害還有手指骨裂或骨折、骨折合併關節脫位、手指肌腱斷裂、神經血管的問題等，大部分都是在攔網或是防守接扣球時發生。以發生率來說，業餘選手的發生比率較職業選手高。如果是較輕微的韌帶扭傷，通常只要急性處理之後休息就會自然修復，但若是較嚴重的扭傷、甚至是骨折的狀況，則需就醫接受檢查與治療。

手的解剖構造

手指有非常多個關節，包含 9 個近端與遠端指骨間關節、5 個指掌關節等。指骨間關節側邊的穩定主要由關節囊與韌帶提供，僅可以做出彎曲、伸直兩個方向的動作。

● 手部關節解剖圖

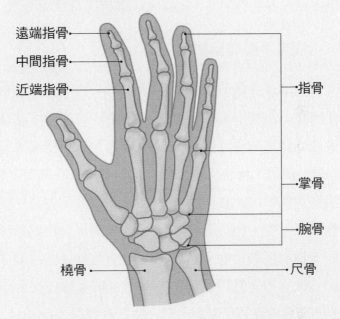

遠端指骨
中間指骨
近端指骨
指骨
掌骨
腕骨
橈骨
尺骨

　　第二到四指的指掌關節除了彎曲、伸直之外，還能做出外展（手指往外打開）、內收（手指互相併攏）的動作。拇指的指掌關節是活動度最高的關節，除了以上動作之外，還能做出對掌動作（拇指與其他四指的指尖相對），所以人的手才能做出抓握動作。各個關節的穩定度除了靠關節囊和附近的韌帶來提供之外，

主要還要透過肌肉的收縮來維持，若受到的衝擊力大過關節本身的穩定力，就會造成傷害。

常見手部受傷機制

在排球運動的「攔網」動作中，防守方球員會站在網前，在對方攻擊手進行攻擊動作時起跳，並將雙手往上伸直，將球阻擋回對方場內。為了能最大範圍的進行攔網，會將手指盡量打開外展、呈現微彎姿勢，強調手掌要「打硬」，也就是在觸球瞬間出力將手的姿勢維持不變。在這個姿勢下，拇指與小指相對於其他三指較為脆弱，容易在觸球瞬間被過度伸展。很多時候，球並不是從正面擊中手掌，這容易造成側面韌帶或關節囊扭傷甚至斷裂，嚴重些甚至會造成骨折。

除了攔網之外，防守時用高手做出擋球或接球動作、或者撲身救球時，也容易發生手部傷害。以發生率來說，業餘選手發生手部傷害的比率較職業選手高，可能跟技術有關；而最常見發生傷害的位置，是指掌關節和近端指骨間關節。最容易發生的傷害是扭傷，其次是骨折以及挫傷等，其中又以拇指的指掌關節扭

傷最為常見。一般來說，只要受傷情形嚴重，都建議要就醫做 X 光檢查，以確定是否有合併骨折或關節脫位，並根據診斷接受進一步的處置。

輕度扭傷

　　輕度扭傷時，只有在拉扯到受傷韌帶或關節囊時會產生疼痛，但可能不會有明顯腫脹或關節活動度受限狀況，而較嚴重的扭傷時，韌帶或關節囊等組織會有部分或完全斷裂的狀況，此時會產生局部腫脹與疼痛，並伴隨關節不穩，受傷關節活動度可能會因為腫脹或疼痛而受限，也就是無法做出完整的彎曲、伸直等動作，這些狀況可能會持續數周至數個月。

嚴重扭傷或指骨骨折

　　嚴重扭傷有時會較難與手指骨折區分，受傷初期主要還是以疼痛部位來判斷，如果疼痛與腫脹部位位於關節，則比較可能是關節扭傷；但若位於指骨上，就要懷疑是否有指骨的骨裂或骨折。當然，也有一些骨折是發生在接近關節的位置，可能同時伴隨關節脫位。

手指肌腱的傷害，鎚狀指

除了韌帶與骨頭之外，手指的肌腱也可能因撞擊而產生傷害，例如在防守接扣球時被球擊中遠端指節，使得遠端指骨間關節被迫呈現彎曲的姿勢，導致手指背側肌腱拉傷或斷裂，症狀是無法自主的將遠端指節伸直，稱為「鎚狀指」，有時可能會合併遠端指骨骨折，這種情形通常在新手或業餘選手中較常發生。

手部傷害的治療與復原訓練

在排球運動的手部傷害中，最常見的是關節囊和韌帶扭傷，在較激烈的比賽或練習中，也可能在攔網或防守時，發生手指骨折或肌腱斷裂等情形，受傷後的處置方式會根據不同的傷害種類而異，在較嚴重的傷害發生時，應盡速就醫檢查和處置，以免留下後遺症。

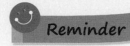

Reminder

本章節介紹的是一般性手指傷害的治療與復原訓練方式，若在執行運動過程中或結束後出現疼痛或腫脹，請停止動作，並諮詢物理治療師。

手指韌帶／關節囊扭傷

手指韌帶扭傷的嚴重程度可分為三個等級：

輕度傷害

只要在受傷後保護受傷的關節，避免進一步受到更嚴重的傷害，通常數天至幾周就會自行癒合。

中度或重度扭傷

較嚴重的扭傷建議要先就醫檢查是否有骨折等較嚴重的傷害，並接受適當處置。除了持續保護受傷的關節，避免出現關節不穩、癒合狀況不佳等狀況之外，也可在急性發炎期過後，藉由一些熱敷等外在因子促進其癒合，並漸進式的做關節運動以避免手指僵硬與關節角度受限。若已出現關節不穩的狀況，除了需要持續性的固定保護之外，也需做一些手指穩定的運動，加強關節穩定性，避免再次受傷。

受傷後 24-48 小時內的急性處理

　　無論是哪一種手部傷害，急性期的處理都是休息、保護和冰敷，以緩解發炎反應，並且根據受傷的種類與嚴重程度進行下一階段的處置。

急性期後的治療與訓練

　　如果在受傷數天之後還有明顯腫脹與疼痛，建議改成熱敷的方式促進循環以及組織修復，例如採用熱敷、治療性超音波、或是將手泡在溫熱的水中；若有關節角度的受限，也要開始在不會疼痛的範圍內，輕輕活動受傷的關節，在此階段中應盡量暫時停止打球，但若有比賽需求或其他考量，則務必在打球時貼紮保護，並在結束後進行冰敷。

　　在腫脹與疼痛狀況明顯減緩之後，有可能手指關節還會殘留僵硬感、甚至關節活動度受限的狀況，此時應加強手指彎曲、伸直的活動，可在運動前給予熱敷 15-20 分鐘、或將手泡在溫熱的水中做抓握動作，以加強運動效率。另外，也應加強手指穩定度的訓練：

將手指放在桌上、掌心離開桌面，讓手呈現一個弧度，
接著施一些力氣在手上，同時將整隻手維持住原本的
姿勢，手指關節處不可以有明顯稜角。隨著手指穩定
度增加，可以放更多重量在手上，甚至做「手指的伏
地挺身」！

● 簡易手指穩定度訓練

注意手指要呈現一
個弧形，手指關節處不
可有稜角。

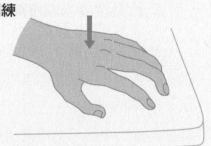

若要完全癒合，好好保護是關鍵！

反覆受傷是延遲韌帶復原的主因，因此，在扭傷的
韌帶完全癒合前，都要特別注意固定受傷的關節，以避
免狀況惡化！固定方式可用運動貼布、或稱「白貼」，
或彈性貼布例如「肌貼」，目的是固定受傷的關節，避
免受傷的組織被過度拉扯。一般來說，運動貼布的固定
效果比較好，也較能降低打球時再次受傷的風險。

　　一般在固定手指關節時，主要是用約 1.5 公分寬的運動貼布來執行，貼紮的方式根據受傷的位置而有所不同；以近端指間關節為例，手指如果彎曲時會痛，伸直時不會，可以在受傷指節兩邊各纏一圈，接著以打 X 方式固定住受傷的關節，因為要限制彎曲的動作、避免拉扯，所以貼在背側，最後再次上下各纏一圈，以固定貼布。

　　如果是無論彎曲或伸直都會疼痛，則可在手指兩側都貼 X，或是直接將受傷的手指與附近手指纏在一起；除了打球時固定之外，平時也可以穿戴手指護具做保護。

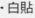

白貼

受傷處

紅色處為受傷指節，藍色方框為白貼，注意要交叉在受傷處 →

← 可以用白貼將鄰近的手指固定在一起，保護受傷的手指

指骨骨折／關節脫位

比較劇烈的撞擊，可能會造成手指骨折、骨裂或合併關節脫位等較嚴重的狀況，受傷初期可能比較難和較嚴重的扭傷區分，但若發現局部腫脹且強烈的疼痛，建議在急性處理之後要就醫做 X 光檢查，以免延誤治療時機。

若骨折處沒有斷骨移位的情形，通常會直接使用副木固定數周，而靠近關節面的骨折可能合併關節脫位，通常會先復位之後再以副木做固定，但如果有較嚴重的骨頭移位、關節有不穩定的情形，或者保守固定後骨頭癒合不全，則會採用手術治療。

復原運動訓練

關節角度訓練

為了避免造成手指肌腱沾黏、關節僵硬的情形，應該在固定初期就及早開始活動其他不受限制的關節；例如，如果是近端指骨骨折，通常會將手腕與掌骨關

節固定數周，等到骨頭癒合之後再移除，此時，近端與遠端指骨間關節的活動並沒有受到限制，即使在固定期間也應保持活動，等到可以移除固定物之後，再開始加入各個關節的活動度訓練，例如彎曲、伸直⋯⋯等，以重建原本的關節角度。

肌力訓練

首先應做最基本的握力訓練，訓練初期可練習握住小皮球，在不會痛的範圍內用力握住小皮球 5-10 秒，重複 10-15 下，每天 3 回，等到肌力增強，可改成使用握力器做訓練。當握力恢復至原本的一半以上後，可開始恢復一些上肢的肌力訓練，但若是伏地挺身等手部負重運動，建議等到 6-12 周後再開始執行。

肌腱斷裂／鎚狀指

大部分手指肌腱斷裂都是發生在遠端指節，造成遠端指骨間關節無法做出伸直的動作，稱為「鎚狀指」。

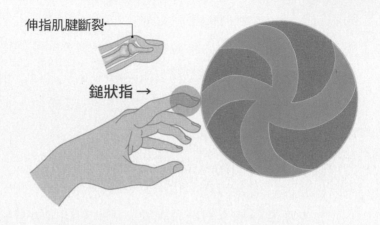

伸指肌腱斷裂

鎚狀指 →

　　肌腱斷裂後如果沒有適當的處置，傷害是永久性
的，建議受傷時應盡速就醫治療。處置方式通常會先
選擇保守治療，用副木將遠端指骨間關節固定在完全
伸直的位置，通常建議固定 8-12 周。為了讓肌腱能夠
盡量修復，原則上要做到完全的固定，也就是除了偶
爾清潔皮膚之外都不要將副木拿下來。如果保守治療
失敗，才會採用手術治療。在固定期間，需保持其他
指節的活動度，並且在移除掉固定物之後，也應漸進
式地增加關節角度。無論是保守治療或手術治療，遠
端指骨關節可能都會無法完全的伸直，一般認為角度

差在 10 度以內都是成功的治療。

手部受傷後回歸球場的時機

　　主要依受傷種類與嚴重情形來決定，若只是韌帶或關節囊的扭傷，通常數天到數周後就能夠恢復練球或比賽。當然，如果能夠以運動貼布固定受傷處進行保護，只要急性期的紅、腫、熱、痛緩解之後，就能夠開始恢復練球或比賽，不過還是應同時繼續接受治療，並且要小心避免再度受傷。如果是手指骨折、甚至合併關節脫位的話，則要依據骨頭癒合的狀況，大概需要數周至數個月才能夠恢復練球與比賽。手部肌腱斷裂的狀況較為少見，但以「鎚狀指」來說，至少要休息 2-3 個月以上，再恢復訓練或比賽較為安全。

攻擊手常見的肩膀痛

　　小琪在今天的排球比賽後非常懊惱，因為一直困擾她的肩膀疼痛又發作了，導致幾個關鍵發球因疼痛而失誤。

　　「珊珊，抱歉！今天攻擊打不下去，發球又一直失誤，分數差一點就可以追回來了說……」小琪難過地跟隊友說。

　　「不怪妳啦，主要是對方的防守實在太好了，我們自己也都有些失誤。」珊珊關心的說：「不過妳今天肩膀還好嗎？感覺動作怪怪的、不太順。」

　　「從幾個月前開始，我只要打球打太多肩膀就會痛，之前休息一陣子沒打球就比較好了，但最近重新開始打球後，沒多久又復發！結果我今天扣球或肩上發球，肩膀都好痛，害我打攻擊都不敢很大力。」

　　小琪終於決定要去看門診，醫師告訴她是「肩關節夾擠症候群」。但是因為不運動時不痛，沒有發炎現象不需要吃藥，只是需要加強訓練肌力，於是醫師轉介小琪去找物理治療師。

　　「我平常都有在練重訓啊，為什麼現在肩膀痛的治療還要加強重訓呢？現在不是應該先消炎止痛嗎？」小琪很疑惑、不能理解。

　　「因為肩胛骨動作不協調，是造成肩關節夾擠症候群的重要原因之一，我比較妳兩手抬高時肩胛骨的動作，發現右邊肩胛骨動作比較不協調，甚至會有一點聳肩動作，這是因為右肩的穩定肌群無力的關係，這並不是一般重訓會練到的肌群，妳先拿彈力帶做一組打拳動作，做出肩胛骨往前推的動作，利用彈力帶給予阻力。」

● 肩膀穩定訓練 —— 打拳動作

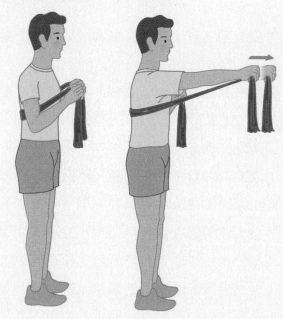

　　小琪練完拿彈力帶的打拳動作後，驚奇的發現，原本把手抬高時的疼痛明顯下降。「哇！現在我抬手的時候幾乎沒有感覺到痛耶，好神奇！」

　　「這個動作，主要是訓練肩胛骨的動作控制，所以練完之後疼痛應該就會下降，不過這對打球來說還是不夠，還有一些訓練肩膀穩定肌群的運動，妳要回

去每天練。」

　　肩膀傷害是排球攻擊手很常發生的問題之一，通常發生在有在組織進攻的球隊中，在排球初學者中較不常見。主要的原因是，攻擊手在扣球的時候會需要做很多反覆抬手和揮臂擊球的動作，導致肩膀容易因為錯誤的動作機制、過度使用等等的原因發生傷害，其中，最常發生的是「肩關節夾擠症候群」和「棘上肌肌腱炎／病變」。

肩關節的夾擠症候群

　　肩關節的夾擠症候群可以分成兩類，一類是「關節內夾擠症候群」，另一類則是「關節外夾擠症候群」；以專業選手來說，發生「關節內夾擠症候群」的比率較高，如果沒有找出發生的原因，容易導致附近組織更嚴重的傷害，例如「棘上肌肌腱炎」或「肌腱病變（退化）」。

　　在排球運動的肩膀傷害中，除了少部分是因為一次的傷害事件所造成，例如揮臂扣球時用力過猛導致

拉傷，大部分的傷害其實都是逐漸產生的慢性傷害。
雖然肩膀傷害的種類很多，但通常跟打球姿勢不當、
肩膀穩定肌無力、肩膀的肌肉不平衡與核心肌群無力
等有關；因此，很多時候可以透過改善這些問題來減
緩症狀，並加強攻擊扣球或肩上發球的強度。

肩關節的結構與動作模式

　　肩關節像是由一個類似小碗的「關節盂」裡，裝
了一顆像大球的「肱骨頭」，在結構上是活動度非常高
的關節；但同時也需要很多的韌帶和肌肉來穩定肩膀，
以免在活動過程造成關節脫位的狀況。

　　在正常抬手過程中肱骨頭會往下方移動，而肩胛
骨會往上旋轉，讓兩塊骨頭中間的縫隙不會因抬手動
作而變小，但若肱骨和肩胛骨之間的動作不協調，往
往會造成肱骨頭與肩峰之間的縫隙變得狹窄，使得位
在兩塊骨頭中間的軟組織容易被夾擠到，稱為「關節
外夾擠症候群」，或稱「肩峰下夾擠症候群」。

　　最容易被夾擠到的組織包含「關節唇」，以及穿過
肩峰接到肱骨頭上的「棘上肌肌腱」等，關節唇是包

覆在肱骨頭外面、提供肩關節穩定度的軟組織，棘上
肌則屬於肩膀旋轉肌之一，負責肩關節動態穩定度。
以症狀來說，「肩峰下夾擠症候群」的疼痛位置，偏肩
膀的前、外側，容易在抬手過肩約 60-120 度時出現。

● 肩關節夾擠示意圖

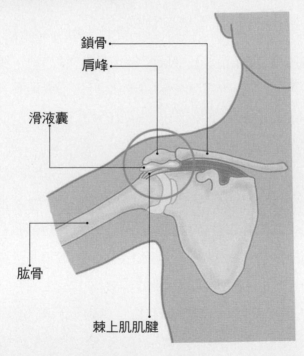

鎖骨
肩峰
滑液囊
肱骨
棘上肌肌腱

↑ 脊上肌肌腱與滑液囊，是容易發生肩夾擊的組織

關節內夾擠症候群

　　排球運動的標準攻擊動作中，為了產生較大的擊球爆發力，在攻擊步伐起跳瞬間，會將慣用手往後拉起呈「弓」字形，同時做出「弓身」的動作，並在擊球瞬間，做出收腹和揮臂的動作。在這個過程中，需要強大的肩膀穩定肌群以及肩胛骨的動作控制來完成；在抬手的同時，其實會同時做出「胸廓打開」，也就是「肩胛骨後收」的動作，如果動作不正確或肩胛骨控制不良，只靠手臂做往後拉的動作，就很容易造成附近組織被夾擠的狀況發生。

　　反覆做攻擊扣球動作，會讓肩關節後側的穩定肌群、關節囊變緊，造成肩關節內轉角度受限，正式名稱為「盂肱關節內旋角度缺損」。緊繃的關節囊會讓肱骨頭被往後、往上拉，導致抬手的動作中出現夾擠症狀，就是「關節內夾擠症候群」。

　　容易被夾擠到的組織包含「棘上肌」和「棘下肌」的肌腱，疼痛部位通常在肩膀後側，常發生於攻擊扣球前把手往後拉起的時候、或是肩上發球的時候；如

果有合併肌腱發炎，則除了抬手過肩的動作會痛之外，揮臂擊球的時候也會產生疼痛。

　　一般校隊或業餘選手的攻擊動作和職業選手比起來變化性較大，可能會因為擊球動作不正確，讓肩膀的負擔變大。例如在擊球的時候身體離球太近，導致肩膀被擠壓到產生夾擠症候群，或者在揮臂扣球時，沒有從腹部核心發力，導致肩膀負擔過大⋯⋯等；在這種狀況下，改善動作模式、降低肩膀負擔是改善肩膀疼痛最重要的步驟之一。

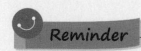

Reminder

　　造成肩膀疼痛的原因有很多，建議應先尋求醫師與物理治療師的詳細檢查與評估，避免忽略其他更嚴重傷害的可能，例如肌腱斷裂，以免延誤治療。

肩關節夾擠症候群的治療計畫

　　許多人以為，肩膀痛只要冰敷、休息就會好了，但往往在回到球場後又反覆發生，嚴重的時候甚至會

影響日常生活功能，例如無法抬手去拿櫃子上的物品。一般來說，如果肩胛骨的穩定肌群有力、動作協調正確，不要在抬手過程中產生組織被夾擠的狀況，就可改善疼痛症狀，但若夾擠次數過多，已造成肌腱或其他組織發炎，則需另外處理肌腱的相關問題。以下提供的是一般性的治療與訓練計畫：

急性期時處理組織發炎的症狀

雖然夾擠症候群是一種過度使用造成的慢性傷害，但每次打完球後，都有可能引發組織發炎的症狀，例如肩膀前側在休息時也有疼痛感、腫脹感等，此時處理方式如同一般傷害急性處置，包含保護、休息（不要讓疼痛的肩膀懸空，或做重複抬手的動作）、冰敷等。

解決肌肉不平衡的問題

肩膀前後肌肉不平衡，是造成肩膀疼痛的重要原因之一，通常是肩膀前側肌肉如胸大肌、二頭肌練得很強，但卻忽略了肩膀後側穩定肌群的訓練，例如下斜方肌、前鋸肌；一般來說，加強前側肌力可以增加

擊球磅數，而加強後側肌力則可以保護肩關節。加強
穩定肌肌力的主要方式是透過肌力訓練，下段會再詳
述保護肩膀的肌力訓練方法。

　　除了肌力訓練之外，透過按摩、伸展運動等方式
來適度的增加柔軟度，也可以避免姿勢不良，例如圓
肩、駝背；姿勢不良會導致肩膀後側的穩定肌群位在
一個不好出力的位置，易增加肩膀疼痛的風險。因此，
姿勢調整、肩膀穩定肌群的肌力訓練，可降低肩關節
夾擠症候群的發生機會。

←駝背、圓肩的不良姿勢

改善動作

　　錯誤的擊球動作會造成肩關
節壓力過大，容易導致肩膀疼痛的
產生，正確的發力模式應由軀幹核
心肌群啟動，透過動力鏈將力透過
肩膀、手肘、手掌傳到球上，若在

任何環節中，因動作錯誤產生壓力集中點則可能導致傷害發生。以肩膀來說，在攻擊準備動作時，若把肩膀抬高到 90 度後直接把手往後拉，手臂與背部平面會出現一個夾角，產生動力鏈中的壓力點，這個動作也容易造成旋轉肌的夾擠，應該避免。

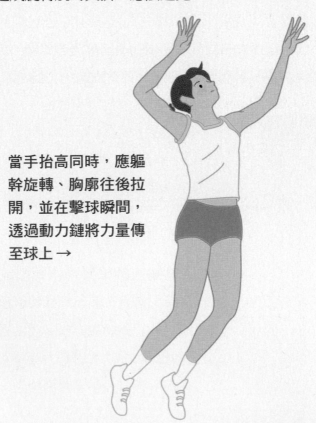

當手抬高同時，應軀幹旋轉、胸廓往後拉開，並在擊球瞬間，透過動力鏈將力量傳至球上 →

擺脫夾擠症候群首要步驟 適當的伸展運動

　　許多夾擠症候群的發生與姿勢不良、肩膀前後肌肉不平衡有關，很多人因為平常姿勢容易駝背、圓肩，或者肩膀前側的肌力訓練做很多，導致某些特定肌群會過於緊繃，因此，擺脫夾擠症候群的第一個重要步驟就是適當的伸展運動。

　　伸展運動的每個動作建議維持 10-15 秒，平常或運動後可以視緊繃程度重複 6-10 次，盡量不要在打球前做，以免造成肌肉無力、影響運動表現。若是在打球前發現肌肉過於緊繃，建議可以用按摩的方式放鬆，伸展運動建議 1-3 次即可。

　　每個動作做到有緊繃感即可，不可產生疼痛，否則可能是太大力、動作做錯，或是訓練時影響到受傷未癒的組織，應向物理治療師諮詢，選擇較適合的運

動來做。

● 胸（小）肌伸展操

　　兩手往後互握，做出往後、往下的擴胸動作，盡量把兩邊肩胛骨互相靠近，感覺兩邊肩膀前側有緊繃感。

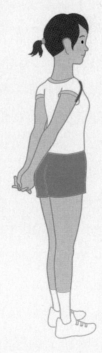

● 單側胸肌伸展操

　　欲伸展的手扶在門框上，手肘略高於肩膀，靠近牆的腳向前跨一步，將重心往前腳移動，感覺肩膀前側緊繃時即停止向前，注意動作時不可產生疼痛，並且應保持上半身直挺，不可以往前頂肚子，以免腰部受傷。

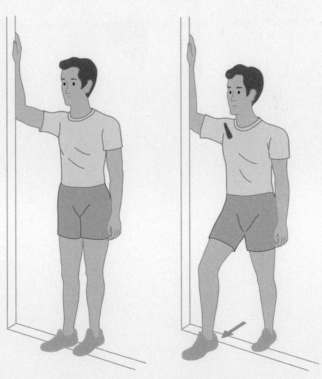

● 牆角拉筋運動

　　平常在室內做伸展運動，找個牆角、兩手搭在牆壁上，同時做兩邊的胸肌伸展運動，注意上半身要直挺，肚子不可以前凸，否則容易導致腰痛。

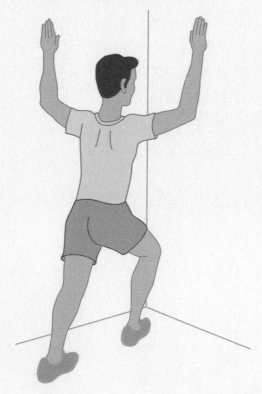

● 後側關節囊伸展

可在站姿或側躺姿下執行，利用牆壁或床面壓住並固定肩胛骨，動作時不可產生疼痛或痠軟痛。

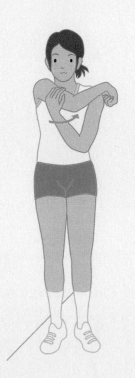

站姿下，利用牆面將肩胛骨壓住，把肩膀往對側伸展，感覺肩膀後側有緊繃感 →

側躺的「睡眠者伸展」，伸展時會感覺肩膀後側有緊繃的感覺 ↓

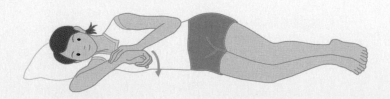

保護肩膀的肌力訓練

　　許多人對於肩膀的肌力訓練只針對胸肌、肱二頭肌、三角肌等等，目的是為了讓攻擊擊球時威力更強，但卻往往忽略了肩膀穩定肌的重要性！肩膀的疼痛很多與肩胛骨動作控制不良、肩膀穩定肌肌力不足有關，以下介紹一些常見的肩膀穩定肌訓練法。

　　要特別注意，在執行以下這些動作時要確定姿勢正確，以免出現代償現象，反而引起肩膀的疼痛。如果在執行運動時有任何不適，應先就近諮詢物理治療師。以下所有動作建議重複10-15下，每天執行2-3回。

前鋸肌訓練／肩胛骨控制訓練

　　前鋸肌是穩定肩胛骨的重要肌肉之一，訓練方式可以站姿或趴姿進行，訓練時，肩胛骨都會往前、往

外打開，也就是前鋸肌收縮所做出的動作。

站姿

　　站姿下，雙手或單手伸直扶牆，手往前推牆、胸口遠離牆壁，做出「拱背」的動作，維持 5-10 秒，注意不可以聳肩，放鬆時可將兩片肩胛骨夾起。

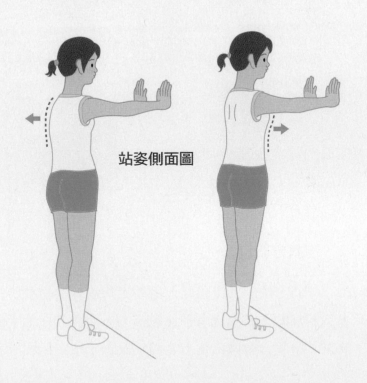

站姿側面圖

趴姿

用手肘撐床，並往下推床讓身體離開床面 ↓

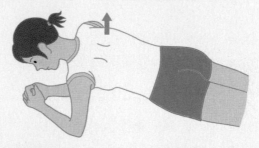

放鬆時可將兩片肩胛骨夾起，注意不可以聳肩 ↓

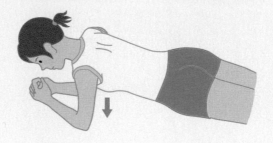

下斜方肌訓練

　　下斜方肌對於肩膀動作與穩定來說非常重要，很多肩膀痛的人這塊肌肉都比較沒力，而我們在抬手的時候，肩胛骨會做出往上旋轉的動作，這主要由下斜

方肌來執行，協助並避免夾擠狀況發生，如果這塊肌肉無力常會用其他肌肉來代償（譬如上斜方肌），造成了動作模式的改變，引起肩膀的問題。

　　訓練時，趴在床緣、手臂垂出去、手肘伸直、大拇指朝天花板，打開與頭的方向夾 45 度角，慢慢抬起至手臂與身體同一平面（手肘保持伸直），再慢慢放下去，注意抬手的同時要有肩胛骨往後、往下夾的動作（肩膀微微抬離床面），以避免造成肩膀後側肌腱被夾擠疼痛的現象。

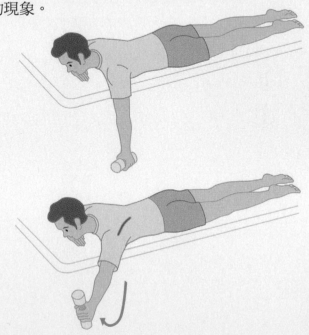

　　經過初步訓練之後可以慢慢嘗試在抬手時把手臂抬得比身體水平面再更高一點，或者拿一個裝水的寶特瓶加上負重，增加訓練難度。

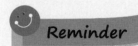

　　在肩膀穩定肌群訓練時，注意要做出「肩胛骨後收」動作，並且不可以用聳肩方式代償。

● 下斜方肌訓練，不適時手臂改放身側

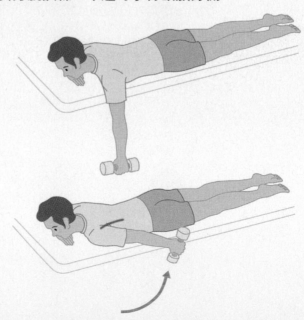

　　如果進行上述動作時會產生肩膀疼痛或不適，可改成將手臂放在身側，做出肩胛骨往後夾、手臂往後抬起的訓練動作。

中斜方肌訓練

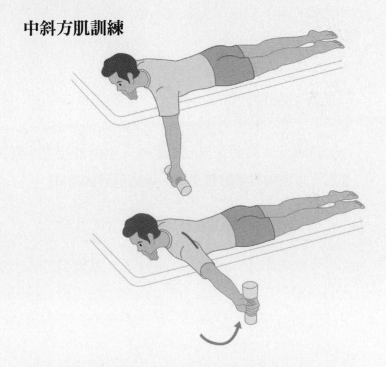

　　趴在床緣或是地板上，手臂往外打開至 90 度，做出肩胛骨後收以及手臂抬起的動作，強調在完成動作後，應慢慢回復到起始位置。趴在床緣訓練比較容易，

在初階訓練中，可先將手肘彎曲 90 度、前臂自然下垂，做出肩胛骨後收、手肘往天花板方向上抬的動作；進階訓練中，可在手肘伸直、大拇指朝天花板方向的姿勢做訓練，根據個人能力，也可拿裝水的寶特瓶或小啞鈴加上負重。

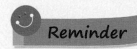

Reminder

應做出「肩胛骨後收」動作，避免直接把手臂往後拉，以免後側肌腱被夾擠、造成肩膀的疼痛。

肩膀傷後回歸球場的時機

無論是職業或業餘的排球選手，其實很多人不會因為肩膀痛停止練球或比賽，通常都是等到旋轉肌或其他軟組織有發炎情形時，才因為過度的疼痛被迫停止打球。

肩關節夾擠症候群的症狀，主要是在抬手過肩或擊球瞬間會產生疼痛，若合併軟組織發炎則可能在提重物或做其他動作的時候也會有疼痛產生，很多人以

為只要休息就會好，卻往往忽略了柔軟度、穩定肌肌
力與肩胛骨動作控制的重要性，因此很常導致回到球
場後又再度引起肩膀疼痛。

回到球場前要先達成的身體條件：

● 肩膀不活動的時候不會痛。

● 肩膀在抬手過肩等各個方向的動作過程中，都不
　會有疼痛產生。

● 原本會產生疼痛的動作，例如攻擊扣球或肩上發
　球，不會產生明顯疼痛。

● 受傷側的肌力與另一側相比，至少要有 90%。

一般建議，即使已經回到球場，也應持續執行一
些柔軟度與肌力訓練，以減少復發的機會。

攻擊手的慢性傷害：膝蓋痛

「這周集訓，你怎麼每次練完球之後都在冰敷膝蓋？是因為之前的舊傷嗎？」練完球回家的路上，小巴問隊友阿禎。

「可能吧，最近每次打攻擊或跳發的時候都會膝蓋痛！去年聯賽的時候就發生過，後來一段時間沒打球就慢慢好了。前陣子開始恢復打球頂多也只有一點痛，休息一下就沒事了，但集訓可能太操了，才練一天膝蓋就開始痛，只好冰敷了。」

「是因為肌力不足嗎？但我們不是每周都做三次重訓？」小巴有點想不通。

「我也不知道啊？重訓的時候都沒事，只有跳的時候會痛，為了不耽誤比賽，我還是去醫院看看好了。」

醫師在聽完阿禎狀況後，替他安排了超音波檢查，

最後檢查結果顯示為髕骨肌腱病變。由於平時日常活動阿禎的膝蓋都不會痛，只有打球的時候起跳和落地會痛，因此醫師將阿禎轉介給物理治療師做運動訓練。

物理治療師告訴阿禎：「反覆的跳躍，會造成髕骨肌腱的負擔，如果沒有充足的回復時間，就容易造成肌腱病變的發生。一般的肌力訓練雖然可以加強下肢肌肉強度，但對於肌腱的訓練比較少。因為你現在的疼痛程度比較嚴重，治療的部分會先使用間歇性的超音波來降低疼痛，然後會請你做一些治療性運動來加強肌腱的強度，如果做這些運動的時候會有疼痛，可以在做完運動之後針對疼痛的肌腱進行冰敷。」

就這樣，阿禎每周都來找物理治療師治療 2-3 次，並逐漸增加訓練強度，原本一起跳都痛到不能忍受的狀況也逐漸改善。現在，阿禎在起跳和落地時已經幾乎都不會感受到疼痛了，只剩膝蓋有些微的緊繃感。

「現在我們已經建立髕骨肌腱的基本強度了，下一步的訓練就是要加入增強式訓練，也就是爆發力訓練，這也是完全恢復訓練前的最後一個階段。」物理治療師解釋。

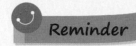
Reminder

　　不同於其他球類運動，排球運動最大的特色之一就是，防守接球的時候要盡量蹲到最低，而攻擊或攔網的時候則是要盡力跳到最高；在一場比賽或練習中，攻擊手需要反覆進行起跳攻擊或攔網、蹲低接球等動作，對於下肢、特別是膝蓋的需求和負擔特別大，很容易造成過度訓練，引起膝蓋疼痛與傷害。

膝蓋前側疼痛

　　膝蓋前側疼痛是許多排球選手常見的問題，除了少數是急性傷害事件造成的傷害，大部分都是長時間逐漸累積的慢性傷害；由於膝蓋傷害的種類很多，進行相對應的治療與訓練，是恢復往日訓練和表現的重要關鍵。常見的傷害種類包含：

單純肌肉過度緊繃所造成的疼痛

　　主要發生在柔軟度比較不好、打完球又不做伸展收操的人，主觀感受通常是膝蓋前側有「緊繃疼痛的感覺」，只需要簡單的伸展運動和肌肉放鬆就可以解決問題。

髕骨股骨症候群

因為髖關節或大腿肌力不足、膝蓋前側或外側柔軟度不佳所造成的「髕骨股骨症候群」，需要針對肌力較差的部分做加強、並放鬆過度緊繃的組織。

大腿前側的股四頭肌、髕骨肌腱發炎或病變

俗稱的「跳躍膝」，可能在高強度的比賽或訓練之後發生，如果僅以冰敷、休息等方式處理，即使會改善疼痛，但只要恢復運動，症狀就會反覆發生，通常需要在評估之後給予適當的治療與訓練才能改善。

膝關節半月板退化

半月板是膝關節內的緩衝器，通常年紀超過 30 歲，半月板的緩衝功能會逐漸變差，若大腿肌力不足又反覆跳躍、激烈打球，則可能會引起膝蓋疼痛，症狀是在膝關節邊緣有疼痛或觸壓痛，膝關節活動的時候可能會突然「卡卡的」或動作不順，一般會先以保守治療做症狀控制以及漸近式訓練，若保守治療失敗則考慮手術治療。

跳躍膝，髕骨肌腱病變

　　髕骨肌腱病變，就是「跳躍膝」。

　　髕骨肌腱位於膝蓋前側的髕骨（膝蓋骨）下方，功能是儲存及釋放股四頭肌群收縮時所產生的能量，在爆發力的產生與膝關節離心控制中扮演著重要角色；髕骨肌腱在跳躍等高強度運動時會承受很大的張力，若是肌腱本身的強度不足，就可能產生肌腱病變，也就是俗稱的「跳躍膝」。最明顯的症狀是在起跳時會產生疼痛，位置通常是在髕骨下緣或稍微遠一點的位置，少數會在髕骨肌腱遠端與脛骨粗隆連接處；嚴重時連膝蓋彎曲蹲下、甚至走樓梯都會疼痛。

　　髕骨肌腱病變的發生機制，到現在為止都還沒有定論，目前普遍認為是因為肌腱的「錯誤癒合機制」所造成，肌腱在承受反覆高強度的張力之下，會產生

微小創傷，在正常情況下會啟動癒合反應，而「發炎反應」就是組織癒合的首要步驟，然而，在病變的肌腱中卻沒有發炎細胞，癒合能力很差，而且肌腱內的膠原纖維也與正常肌腱內的不同，導致肌腱抗張力的強度變差。這些發現顯示，肌腱病變與其他軟組織發炎情形並不相同。

「肌腱病變」還是「肌腱發炎」

很多人可能會疑惑，為什麼叫做「髕骨肌腱病變」而不是「髕骨肌腱炎」？以前「肌腱病變」常被當作是「肌腱退化」的同義詞，其實不完全如此，「肌腱病變」是一種較廣泛的定義。

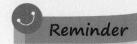

Reminder

「肌腱病變」泛指肌腱處有疼痛、會影響功能，並且可能也會有關節角度的受限。而「肌腱炎」指的就是「肌腱發炎」。很多人覺得只要肌腱處有疼痛就是肌腱發炎，但事實上，組織發炎期在 2-3 天左右，也

就是一般所謂的急性期，過了急性期之後，肌腱的發炎反應已消失，「肌腱炎」這個名詞就不適用了。

危險因子

髕骨肌腱病變的發生主要是受外在因素影響，例如訓練量突然增加、訓練強度太強或時間太長、因為受傷休息一段時間沒訓練（例如完全休息 2-3 周）又再度開始訓練等；其他的影響因素還包含個人因子，例如男性、體重較重、大腿前後側肌群柔軟度較差、小腿後側柔軟度較差等。

研究發現，跳躍能力越好的球員，髕骨肌腱病變發生率越高！髕骨肌腱的功能是透過張力的改變，進行能量的儲存和釋放，因此在做攻擊步起跳的時候，要將原本向前的動量轉換成往上起跳的動量，大腿肌群和髕骨肌腱扮演了重要角色，所以起跳能力越好的球員對髕骨肌腱的負擔越大。另外起跳落地時，如果沒有進行良好的緩衝，而是「重重地」落地，也會增加髕骨肌腱的負擔。

專業 vs. 業餘選手

比較排球的專業及業餘選手，很有趣的一件事情是，比賽等級比較高的排球運動員，相對於一般業餘愛好者來說，發生髕骨肌腱病變的比例比較高。

造成差異的可能原因除了練球、打球頻率外，還包含跳躍時的動作模式；除了前面提到過的，跟跳躍能力較好有關的因素之外，還可能跟落地機制有關。文獻指出，有髕骨肌腱病變的職業排球選手在向前跳躍時，落地的動作機制會跟一般人不太一樣。

若去觀察不同層級攻擊手的打球姿勢會發現，一般業餘球員在跑攻擊跳的時候會講求起跳後直上直下（怕會越界），但如果去觀察專業級排球攻擊手的動作（特別是男性），他／她們跑攻擊步的起跳其實是「向前跳」，並不是單純垂直起跳的動作，並且落地時會運用強健的大腿肌群和膝蓋做緩衝，甚至在落地時可能會蹲到很低，在這個過程中，髕骨肌腱會承受很大的張力，而這可能也是造成肌腱病變發生率較高的原因。

髕骨肌腱病變的三階段治療與運動訓練

由於目前對於肌腱病變的病因尚不太清楚，而肌腱病變為何會引起疼痛的原因，也是尚未定論，因而至今為止並無有效的方法能夠「治癒」病變的肌腱。

不過，透過適當的介入以及運動訓練，仍然能有效降低疼痛並改善運動功能。目前被認為最有效的介入方式，就是「透過漸進式」的運動訓練，加強肌腱本身的強度以及整體運動功能。治療與運動訓練大致可以分三個階段，在時間上並不是完全分開的，而是隨著能力增加，漸進式的進入到下一階段的訓練。若在執行運動時有任何問題或不適，請先諮詢物理治療師。

第一階段：降低疼痛

這階段強調的是減輕髕骨肌腱的負擔、降低疼痛，同時要避免完全休息，預防肌腱強度越來越差；建議應暫時調整訓練強度，並執行以下運動訓練。

肌肉等長收縮訓練

如果膝蓋疼痛的狀況已經會影響運動表現，建議要先暫時停止所有的專項訓練及比賽，但這不等同於停止所有的訓練；正確的治療觀念是：要針對髕骨肌腱進行適當的訓練，避免肌腱的強度越變越差。

一般的肌力或爆發力訓練中，肌腱的張力會在肌肉收縮與放鬆的過程中不斷被改變，容易產生疼痛。近年的研究發現，肌肉等長收縮訓練可以立即有效地降低疼痛。

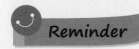

Reminder

等長收縮訓練，指的是當肌肉收縮時關節角度不變，此時肌腱會持續承受一定的張力，而不至於負擔過大；重複 4-5 次、每次維持 45-60 秒的肌肉等長收縮，有立即降低疼痛的效果，並維持至少 45 分鐘。也被建議當作專項運動訓練前的暖身之一，而膝蓋彎曲的角度也可依個人的肌力而逐漸增加到 90 度。

● 西班牙式蹲

用堅固的綁帶
繞過膝窩後方固定
在柱子上，上半身
挺直、兩腳與肩同
寬、膝蓋朝前，接
著彎曲膝蓋像是往
後坐椅子的動作，
以不會產生疼痛為
原則，屈膝角度大
約 45-60 度，感覺
大腿及膝蓋前側有
緊繃感，維持此姿
勢 45-60 秒，反覆約 4 次，每天練習 2-3 回。

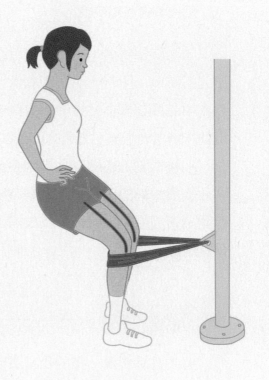

冰敷

肌腱病變產生疼痛的原因，可能與肌腱周圍異常
的血流增加有關，因此有一派學者認為「冷療」可能

具有降低疼痛與促進功能表現的效果，臨床上也的確發現，冰敷對於肌腱病變有降低疼痛的效益。

第二階段：加強肌力與肌腱強度

當疼痛症狀開始改善後，下一個階段目標是訓練股四頭肌群、髕骨肌腱以及髖關節附近較無力的肌群。肌肉的訓練需包含離心收縮以及向心收縮訓練，其中，股四頭肌的離心訓練是近年來最被推崇的一種訓練法。肌力訓練頻率建議為每周 3 次，通常需要至少 4-6 周以上的時間才能有顯著進步。

向心收縮肌力訓練

在初期訓練時，可以先進行股四頭肌的向心收縮訓練，或者一些比較不會對髕骨肌腱產生過大張力的訓練（合併肌肉向心及離心收縮），以避免對於髕骨肌腱產生過大的負擔。建議訓練項目包含重量訓練器材，例如蹬腿機，以及下列各種訓練動作：

● 躺姿下直膝抬腿

　　各方向直膝抬腿動作，可同時訓練股四頭肌群以及髖關節附近肌群，注意無論是將腿抬高或是放下的過程中，膝蓋皆應保持伸直不可彎曲，並且動作要「慢」。

訓練股四頭肌 ↓

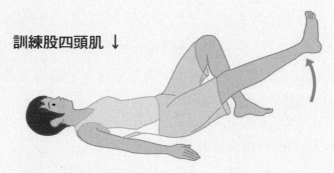

訓練髖外展肌 ↓

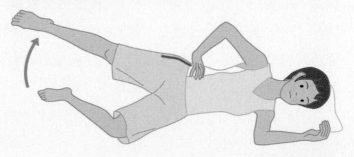

　　此時膝關節角度維持不變，對髕骨肌腱產生的張力很小，不易引起不適。訓練時，重複 10-15 次，每天 3 回，可透過在腳上綁沙包等方式來增加訓練強度。

● 坐在椅子上，腳踝綁彈力帶做膝伸直阻力訓練

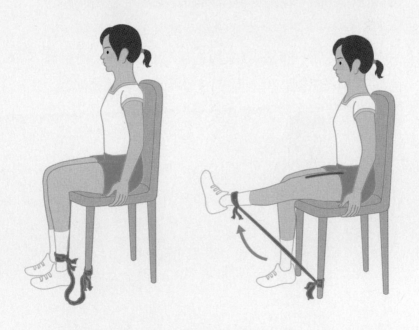

　　在腳踝綁上彈力帶或沙包給予阻力，出力將膝蓋往前伸直，再慢慢放回原位，重複 10-15 下，3-4 回。

● 分腿蹲

雙腳前後站，受傷腳在後、另一腳在前，保持上半身挺直、重心在兩腳之間，接著，彎曲膝蓋讓身體「直直往下沉」，在不會產生疼痛範圍內，盡量將膝蓋彎曲至 90 度，此時會感覺後腳大腿前側有緊繃感。注意在動作期間，膝蓋應保持向前不可偏移，且前腳膝蓋前緣不可超過腳尖；可在手上拿啞鈴增加訓練強度。

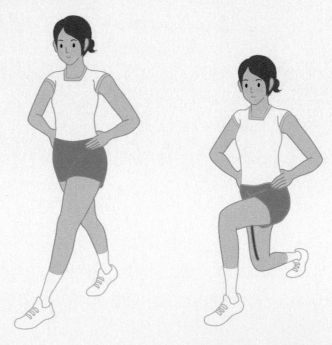

加強髕骨肌腱強度的肌肉離心收縮訓練

　　股四頭肌的離心訓練中，最常見的方法是斜坡微蹲訓練，由於髕骨肌腱在膝蓋彎曲角度較大時才會承受較大的張力，因此訓練時應下蹲至膝蓋彎曲 60-70 度，並強調身體挺直，以加強對於髕骨肌腱的訓練。從蹲姿站起時，應由另一腳出力，以避免髕骨肌腱負擔過大。隨著股四頭肌肌力與肌腱強度的增加，可以加入離心合併向心收縮的訓練，例如在進行「斜坡微蹲訓練」可改成由受傷腳出力從蹲姿站起，或者改成單腳訓練。

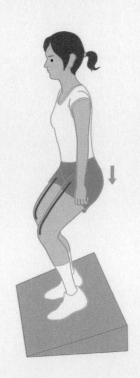

● 斜坡微蹲訓練

　　站在約 25 度的斜坡上、面朝下方，身體保持直立、膝蓋微彎至 60-70 度，重複 15 次，做 3 回，每天 2 個循環。隨著能力增加，可

由雙腳改為單腳微蹲，或者加上負重，加強訓練難度。動作時，允許有輕微疼痛。

● 正面階梯訓練

站在 15-25 公分高的臺階上，或是樓梯最後一階，練習用好腳做下階梯的動作，但在足尖點地之後，就往後退回臺階上，此時受傷腳負責承受身體重量。若在動作時會出現明顯疼痛，則可在好腳踩到地板後，疼痛腳也下臺階，之後再由好腳出力往後退回到臺階上。可重複 15-25 下，每天 3-4 回。

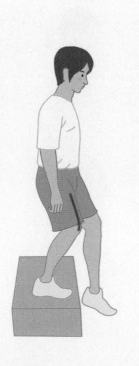
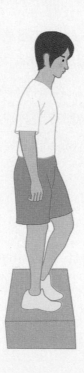

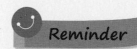

開始練習時不要用太高的階梯，以免肌腱負擔過大。一般來說，離心收縮訓練過程中可能會有一點疼痛產生，但不可以有嚴重的疼痛（如果最嚴重的疼痛訂為 10 分，不可以超過 3 分痛），否則應停止該項訓練，並就近諮詢物理治療師。

加強下肢柔軟度

在整個訓練過程中，也應同時加強下肢各肌群的柔軟度，包含大腿後側肌群（膕旁肌）、髖屈肌（髂腰肌）、小腿後側肌群（腓腸肌與比目魚肌）等，至於大腿前側肌群（股四頭肌）則是各家學者說法各異，有些人認為應同時加強股四頭肌的柔軟度訓練，但也有學者認為，股四頭肌的伸展運動會對髕骨肌腱造成張力，應避免執行，因此建議可以採取滾筒放鬆、按摩等方式來達到放鬆股四頭肌的目的。

第三階段：加強爆發力以及技術相關訓練

這個階段的目標是，為恢復訓練與比賽做準備！

當肌力與肌腱強度增加後，可開始漸進式的加入增強式訓練，也就是爆發力訓練；訓練方式更接近打球時所需做出的動作，例如跳躍、左右側移等。初期的訓練可從輕鬆的跳躍動作開始，包含往上跳躍、往前跳躍等，強調動作速度，但強度先不要太高；接著再逐漸增加難度與強度，例如增加跳躍的高度、距離、增加落地後膝蓋彎曲的角度等，也可加入箱子跳躍訓練，例如從地板跳到箱子上，以及從箱子跳到地板上等等。

隨著能力的進步，再逐漸加入排球技術相關的訓練，像是攔網跳、攻擊跳躍等，目的是強調髕骨肌腱的強度以及耐力訓練，並為恢復完整訓練及比賽做準備。在這個階段中，仍應持續維持每周 3 次的肌力訓練。

冰敷與間歇性超音波治療
對於降低疼痛有立即性臨床效果

除了各種運動訓練外，還有其他的介入方式，是

利用一些外在因子，來改善髕骨肌腱病變所造成的疼痛以及功能喪失，並期望能促進肌腱的復原。

常見的方式包含各種物理介入因子，像是冰敷、間歇性治療性超音波、體外震波治療、低能量雷射治療、軟組織深層按摩等，目的是降低肌腱病變後所產生的疼痛；物理因子介入，應用來作為輔助運動訓練的方法，而不是唯一的治療項目。

由於病變的肌腱裡面其實並沒有發炎細胞，許多學者認為消炎藥與類固醇，對於肌腱病變所產生的疼痛沒有效益，不過若是合併附近其他組織的發炎情形，可能就另當別論。

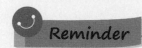

Reminder

以類固醇的藥物來說，目前主要以局部注射為介入方式，但是類固醇會降低肌腱本身的強度，不可直接注射在肌腱中，並且注射後也應避免過度的活動，以免導致肌腱斷裂。

回歸球場的時機

排球運動中的反覆跳躍動作，容易對髕骨肌腱產生極大的張力，增加肌腱病變的風險。當疼痛較不嚴重時，很多人其實並不會終止練球和比賽，甚至不會調整練習量，導致症狀越來越嚴重。

一般來說，當疼痛的狀況嚴重到會影響表現時，就應停止訓練和比賽；當進行訓練或比賽時有疼痛但不會影響表現時，則應調整訓練內容。當然實際的狀況可能還要考慮到其他因素，包含球員意願、賽季等等。通常當訓練期到第三階段時，就可以開始恢復部分訓練，將一些訓練內容與專項技術訓練做結合。

若要恢復完整訓練及比賽，至少必須符合以下兩個條件，以免引起再次運動傷害：

- 運動過程中以及結束後，沒有疼痛症狀。
- 受傷側膝關節肌力，至少為健康側肌力的 90% 以上。

第三章

老少咸宜的羽球

羽球是一種快節奏、動作精細複雜的運動，雖然屬於一種非接觸性的個人運動，對於下肢、上肢各關節、腰部、腿部肌力的負荷很高。

羽球常見的傷害

　　羽球運動是非常普遍的運動項目之一，從小孩到老人都不乏羽球愛好者，年齡層分布非常廣，無論是否有正式場地，只要有球、有拍子，都可以讓人享受揮拍廝殺的樂趣。在正式比賽中，兩方選手會隔網進行比賽，因此羽球屬於非接觸性運動項目。雖然比賽模式有分成單打和雙打，但以運動模式來說，羽球仍屬於一種個人運動。在羽球相關的運動傷害中，大部分為非創傷性傷害，也就是非因為外力所造成的傷害，只有在極少數狀況，才會因為場地或是跟隊友默契不佳等原因發生創傷性傷害。

　　以動作特性來說，羽球運動是一種快節奏且動作非常精細複雜的運動，在訓練或比賽的過程中，需要快速移動、變換身體姿勢或改變行進方向，這對於下

肢各關節、腰部、腿部肌力的負荷很高。打球時反覆殺球、打反拍、吊球等各種處理球的技術，也考驗肩膀、手肘與手腕等各關節的穩定與靈活度。

動作錯誤或過度使用是造成運動傷害原因

相對於其他運動，羽球運動發生嚴重運動傷害的比率較低，大部分是輕度到中度的運動傷害，並以過度使用所造成的傷害為大宗。常見的還有韌帶扭傷、肌肉或肌腱拉傷等，較少數為韌帶或肌腱的斷裂、骨折等嚴重的傷害。以發生率來說，業餘選手比起專業選手，更容易發生運動傷害；只是因為專業選手在練球和比賽的總時間較長，因此整體的受傷比率仍是比業餘選手多。

無論是專業或業餘選手，在比賽中發生傷害的機會都比練習時高，可能的原因包含比賽時來回球速極快、變化很大，容易在轉換姿勢或出力瞬間，發生傷害。比賽中為了救球或得分，很多時候會用奇怪的姿勢接球，造成腰部、腿部、肩膀等部位負荷過大，產生過度使用傷害或甚至急性受傷。

　　以部位來區分的話，羽球運動傷害以下肢傷害比率最高，佔了至少一半以上，其中又以足踝部和膝蓋傷害最多；其他常見的受傷部位還包含腰背、腿、手腕、手肘、肩膀等。

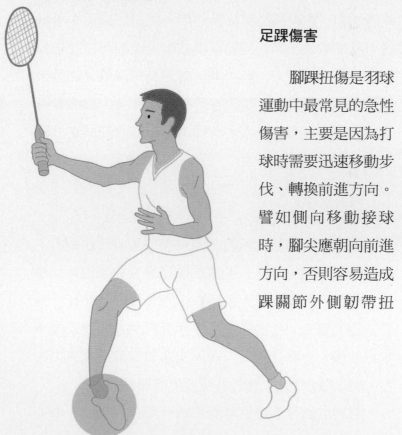

足踝傷害

　　腳踝扭傷是羽球運動中最常見的急性傷害，主要是因為打球時需要迅速移動步伐、轉換前進方向。譬如側向移動接球時，腳尖應朝向前進方向，否則容易造成踝關節外側韌帶扭

傷。如果一不小心動作不正確或不協調，就可能扭到腳，例如往側向跨步接球時，腳尖不是朝著側向出去，反而是朝著網子方向。

這個動作會產生腳板內翻的力，造成踝關節外側韌帶扭傷；在正確的跨步動作中，應是以腳跟先著地後再腳掌著地，在這種動作模式中，足部可以緩衝掉很多地面反作用力，但如果平時沒有透過適當訓練來增加組織的強度，反覆快速的墊步、跨步、跳躍等動作，會對足部產生過大的負擔，也可能會造成足底筋膜炎等過度使用傷害。

膝蓋傷害

羽球運動中有很多朝各方向跨弓箭步、跳躍等，如果是右手持拍的話，無論要接的球是在正拍或反拍側，都是用右腳在前的姿勢做出跨步接球的動作，對於持拍側膝蓋的負擔特別大，如果再加上大腿肌力不足或訓練、比賽量過大，就可能造成膝蓋過度使用傷害，例如髕骨肌腱病變與髕骨股骨症候群等。

錯誤的動作姿勢也可能造成膝蓋急性傷害，例如

十字韌帶扭傷、斷裂等。最常見的受傷時機是在跳殺之後單腳落地時；在跳殺之後會用非持拍側的腳單腳落地，如果落地時身體重心不穩、落地腳動作控制不佳，就可能造成膝蓋的韌帶傷害。

阿基里氏肌腱病變或斷裂

羽球場上的步伐移動，主要以原地小墊步作為起始動作，再配合跨步、蹬步或併步等步法進行移位，反覆、快速的移動與改變方向，會對阿基里氏肌腱產生很大張力，接球時後腳的腳尖沒有外轉或打球時間過長，都可能會造成張力過大，在肌腱中累積小創傷，增加阿基里氏肌腱病變的風險。

阿基里氏肌腱斷裂，在羽球運動中並不罕見，好發於中年的業餘選手中。除了年紀本身的影響外，很多人平時以坐式生活為主，但在周末時卻又會打球打得很激烈，大大地增加了受傷的危險性，這類族群被稱為「周末戰士」。

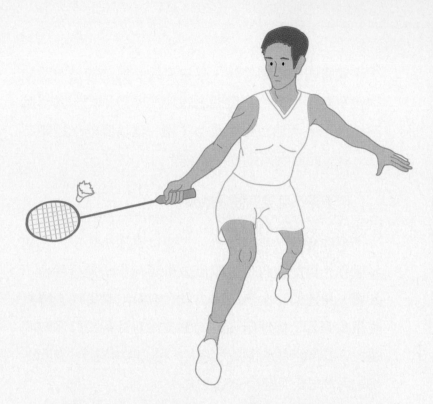

　　羽球接球往前場移動時，前腳腳尖會朝前，避免
踝關節扭傷，但若後腳腳尖也朝前，則會增加阿基里
氏肌腱的負擔，增加受傷風險。

肌肉拉傷

　　羽球步法中的很多跨步、弓箭步等動作，是透過
大腿、小腿肌群的收縮來完成。當肌力不足、柔軟度

不佳或肌肉疲勞時，就可能會造成腿部肌肉拉傷，其中以大腿股四頭肌群和小腿肌群的拉傷最為常見。

肩膀痛

反覆抬手過肩、揮拍擊球，都容易對肩膀產生負擔，一般正確上手揮拍擊球的力量是從身體核心肌群產生，透過肩膀、手肘、手腕，傳遞到球拍上，肩膀的穩定性是成功傳遞力量的重要關鍵；而在反手拍的各種擊球技術中，也需要在肩關節穩定前提下，做出肩膀和前臂的旋轉出力。如果肩關節穩定肌力不足、發力方式錯誤：例如沒有運用腿部與身體的帶動，只靠用力甩動肩膀或手腕的方式打球，動作不協調、或是過度訓練等；都可能造成肩膀疼痛。最常見的診斷是旋轉肌群肌腱病變、肩關節夾擠症候群等。

手肘、手腕疼痛

羽球許多擊球技術，都是透過手腕的角度變化來完成，強調擊球時手腕要放輕鬆、有彈性，一般來說羽球重量較輕，對於手腕及前臂肌群的負擔較低。但錯誤的

施力方式例如球拍握太緊、前臂肌群肌力不足、訓練量過大等原因，都還是可能會造成手腕或手肘部位的傷害，如網球肘、手腕部三角纖維軟骨複合體損傷等。

腰部傷害

羽球運動中會有很多快速轉換身體姿勢的動作，例如在上網防守對方的吊球之後，立刻往後場退，打個高遠球；在這個過程中，身體會先有一個微微前傾的接吊球動作，再立刻轉為有點後傾、微微轉向持拍側的姿勢。在這個轉換過程中，強調腰背核心肌群的肌力、以及動作協調。在打球時，若是為了接球或救球，出現腰部過多旋轉，並且合併過度前彎或後仰等姿勢，都會增加腰背部的負擔，增加腰部傷害的風險。

眼睛傷害

眼睛傷害在羽球運動中不罕見，羽球的球速很快，有時可能會因反應不及而不慎被球擊中眼睛；在雙打比賽中，也可能會因為默契不佳，被隊友的球拍打到眼睛。

羽球運動傷害的預防

羽球和籃球、排球等運動相比，發生運動傷害的危險性與嚴重性相對低，但受傷後卻常拖很久不見好轉，不但可能影響運動表現，甚至會影響到正常生活功能。若要預防羽球運動傷害，應同時考慮個人及外在危險因子，羽球常見傷害的各種危險因子與相對應的預防策略包括：

個人因素

沒有適當或足夠的暖身

許多業餘選手在打球前，都沒有適當且足夠的暖身，甚至很多人一到球場，換完衣服和鞋子之後，直接拿起球拍到場上，一開打就很激烈，這是造成業餘

球員發生運動傷害的重要原因之一。

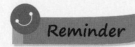

Reminder

　　有些人在打球前只做靜態伸展運動當暖身，但事實上這也是錯誤的觀念。暖身的目的是要身體的關節和神經肌肉準備好接下來的運動，應採用各大關節的活動、羽球專項的動態伸展等方式來暖身，建議到場上直接拿拍做一些揮拍、基本步伐等，來做手腕、肩膀和身體各關節的暖身。在激烈比賽之前，選手們都應至少做 30 分鐘的暖身。

　　透過動態動作達到伸展與暖身的目的，效果比靜態伸展好：

● **動態伸展範例**

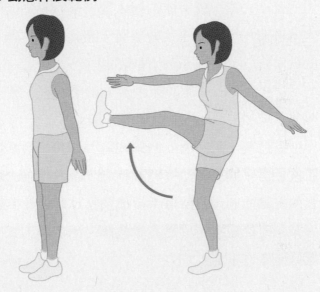

　　將膝蓋伸直、往前抬高，同時用對側手往前摸腳尖，會感覺大腿後側有緊繃感，不須停留，兩腳交替做數次。

錯誤的動作技巧

　　沒有經過適當訓練的球員，在打球過程中容易用錯誤的姿勢或出力方式擊球，導致身體某些部位受力

過大，造成過度使用傷害，例如，打反拍時太刻意使用手腕的力道，或者球拍握太緊，這容易造成前臂肌肉過度使用，可能導致網球肘。因此學習並練習正確的動作技巧，是預防運動傷害的重要一環。

神經肌肉疲勞

當比賽、訓練過於密集或時間過長，會造成神經肌肉疲勞、反應能力與控制能力下降的情形，增加受傷的風險。若是業餘選手，建議打球時間不宜過長，專業選手則建議可透過運動按摩、冰浴等方式，增加疲勞消除的速度。

打完球之後沒有做適當的伸展運動

激烈運動之後，肌肉及各關節會變得比較緊繃，如果沒有適當的伸展運動，會造成柔軟度變差，增加下次打球時肌肉或肌腱傷害風險。建議每次打完球之後，都要針對上、下肢及腰背肌群做適當伸展運動。

肌力不足

　　打羽球不只是需要技術，還需要足夠的肌力來支持球技。如果肌力不足，就很容易導致肌肉、韌帶、關節、骨頭等各個組織的過度使用傷害，甚至是急性傷害。平時應針對羽球常使用的肌群進行訓練，例如身體核心肌群、大腿和小腿肌群、肩膀和前臂肌群等。

過去受傷史

　　過去曾經受過傷，是很多運動傷害的重要危險因子，可能原因是：沒有接受適當且完整的復健訓練，以致肌力、柔軟度、控制與穩定度等沒有恢復到足以支持運動訓練的程度。

Reminder

　　肌肉、肌腱或韌帶等組織在癒合過程中，會長疤痕組織，疤痕組織的延展性比較差、強度也不如健康組織，這也是造成二次傷害的重要因素。因此即使是輕微的傷害，都不應輕忽，要接受適當且完整的復原運動訓練，並有適度的保護，才能避免狀況惡化、降

低二次傷害風險。

外在因素

過長的訓練或比賽時間

當訓練時間過長或比賽太過密集，容易造成球員身體及精神上的疲勞，也會導致身體組織過度使用，造成過度使用傷害及各種急性傷害風險增加，因此，應避免打球時間過長。

訓練或比賽量突然減少又突然增加

許多業餘羽球愛好者平時都沒有做任何肌力、體能或技術的訓練，只有在周末時會到球場上進行激烈比賽，被稱為「周末戰士」。這類球友大多是中年人，身體狀況都維持得還不錯，讓他們能無「後顧之憂」的在場上揮灑汗水。然而中年以後，身體各個組織的強度會隨著年齡增長而逐漸變差，如果平時沒有保持規律訓練，只有在周末進行激烈的消耗，往往容易造成過度使用傷害。

　　另外有一群人，曾經因為受傷休息了一段時間，在「傷停」期間沒有進行適當且漸進式的恢復運動訓練，「好了」之後就立刻恢復原本的運動強度，這種情形也很容易導致二次傷害。

不適當的鞋子

　　避震性不佳的鞋子會增加阿基里氏肌腱和足跟脂肪墊的負擔；而鞋子太緊則容易造成後足跟的壓迫，讓阿基里氏肌腱及附近負責緩衝的滑液囊被壓迫、摩擦，導致發炎；另外，穿著過緊或過鬆的鞋子都容易造成足底摩擦、長水泡。因此，選擇適當羽球鞋是避免足部傷害的重要步驟。

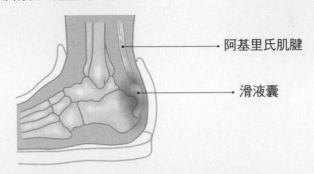

阿基里氏肌腱

滑液囊

過緊繃的鞋子容易造成肌腱壓迫或滑囊炎 ↑

不適當的場地

　　有些業餘愛好者將羽球當作休閒運動，不一定會選擇正式羽球場地來打球，可能在公園、甚至路邊打球。路面不平、風過大或其他行人等外在因素，都可能增加運動傷害的風險；建議應選擇通風良好的室內場地進行羽球運動，以降低受傷風險。

當旋轉肌群超負擔後

　　大學三年級的小林熱愛羽球，從大學一年級開始就加入羽球系隊，每周練球兩次，有空時也會額外再約朋友互相切磋。球場上小林是屬於很拚的選手，刁鑽的球路和強勁的殺球屢屢讓對手感到壓力，小林也因此獲選加入全國比賽的選手名單。

　　幾個月前開始，為了準備比賽，小林更積極練球了，偶爾也會做一些重量訓練。但小林最近發現，每次當他殺球的時候，肩膀都會有隱隱作痛的感覺，而且只要一打「反拍長球」，疼痛感就會更為明顯。在學長的建議下，每次打完球，小林都會冰敷，的確就不痛了，但每次激烈的打球之後，肩膀的疼痛又會復發，甚至逐漸影響到揮拍的動作，這讓小林非常沮喪，隊友更頻催他尋求醫療的協助。

　　醫師幫他安排了超音波影像檢查，顯示小林在肩膀的四條「旋轉肌群」中，棘上肌和棘下肌的肌腱有病變情形，但並沒有斷裂。由於小林只有在打球的時候會感覺到疼痛，休息時或在日常生活中都不會，所以並不需要吃止痛藥；醫師將小林轉介給物理治療師，做進一步評估和治療。

　　物理治療師告訴小林：「肩膀的旋轉肌群總共有四條，功能是在肩膀動作的過程中穩定肩關節，如果姿勢不良、肌力不足或肩胛骨動作控制不佳，都有可能導致旋轉肌群的肌腱受傷；做肩膀動作測試的過程中，可以觀察到右邊的肩胛骨穩定度不足，肩胛骨的內緣會翹起來，我們叫做『天使的翅膀』；這些狀況會讓你在揮拍擊球的時候，增加旋轉肌群的負擔，久了就會造成肌腱病變。」

● **天使的翅膀**

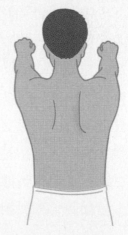

做抬手動作時，肩胛骨內緣翹起，像是「天使的翅膀」

「那肌腱病變要怎麼治療？是要做熱敷還是冰敷？」小林有些著急。

「因為你只有在比較激烈的運動時，會有明顯肩膀疼痛、平時不太會痛，建議你平時可以做熱敷，每次 20 分鐘，只有打完球之後才做冰敷 15 分鐘；對你來說，目前最重要的是要先調整姿勢、訓練肩胛骨的穩定肌力，以減少旋轉肌腱的負擔，也可以在不會疼痛範圍內，訓練旋轉肌群。」

「我一個月後有個重要的羽球比賽，到時候我的肩膀好得了嗎？」

「透過適當的運動訓練，一般大概需要 6-12 周可以有效降低疼痛、改善功能。在這段時間內，如果要參加訓練或比賽的話，至少要做到打球時不會產生疼痛，例如密集的接受治療性運動訓練、在打球時用運動貼紮進行保護，否則不但會影響運動表現，更可能讓傷害惡化。」

肩膀拉傷

肩膀疼痛是很多羽球選手的問題，打羽球除了強

調下肢肌力、靈敏的步法之外，肩膀及其他上肢關節的運用也是重要的一環，如同排球、網球等需要經常抬手過肩擊球的運動，肩關節的穩定肌群肌力不足、過度使用或動作控制不佳等因素，都可能導致肩膀傷害的發生，最直觀的感受就是「肩膀有點拉傷」。

但事實上，肩膀的問題可能更為複雜；常見的肩膀問題包含「肩關節夾擠症候群」、「肩胛運動障礙」、棘上肌或其他旋轉肌的「肌腱發炎或病變」等。由於肩膀的疼痛大部分都是逐漸發生的，很多球員即使有肩膀痛，也不會去處理、選擇繼續打球，當傷害逐漸變嚴重就會影響到運動功能、甚至日常生活功能，因此，了解正確的觀念及適當處置方式相當重要。

常見肩膀的受傷機制

跟網球運動相比，羽球和球拍的質量較輕，在單次擊球的過程中，對於肩膀等上肢關節的負擔較少，如果考慮到單位時間內的揮拍擊球次數，羽球選手的肩膀負擔並不會比網球運動少。

把手抬高的動作是由「肱骨上抬」與「肩胛骨外旋」

的動作共同完成，需要肩關節附近眾多肌肉的收縮與協調，如果因為肌肉無力、疲勞、動作控制不佳或其他因素，就可能出現「肩峰下夾擠症候群」，最明顯的感覺是，在把手抬高或用高手揮拍擊球時，在肩膀外側或前側的位置，出現疼痛或「痠軟」的感覺。

除了「肩關節夾擠症候群」之外，高反覆的揮拍動作也容易造成其他肩膀傷害。肩膀是活動度非常大的關節，同時需要良好的動態穩定度，負責肩關節動態穩定的肌群是旋轉肌群，包含棘上肌、棘下肌、肩胛下肌和小圓肌。其中，棘上肌的肌腱最容易因高反覆的過肩揮拍動作受傷，在肩膀前側或外側會出現疼痛或痠軟的感覺。

棘下肌和小圓肌的肌腱傷害，是會在揮拍動作中出現肩膀後側的疼痛；肩胛下肌的肌腱病變發生率相對較低，通常是其他肌腱都受傷後，才容易因過度使用而發生。

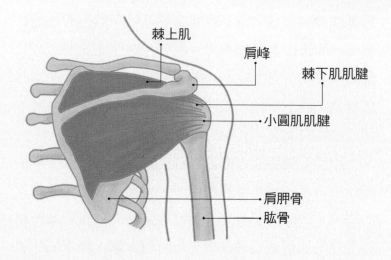

在羽球所有擊球技術中，「殺球」和「反拍擊球」
最容易造成肩膀疼痛。以正手拍殺球動作為例，動作
可以分解為「準備」、「引拍」、「轉身」、「擊球」和「收
拍」。

殺球引拍時應做出「胸廓打開」動作、上半身微
微轉向慣用側，注意手肘高度不可高過肩膀，否則容
易造成旋轉肌群的肌腱被夾擠。轉身和擊球時，應藉
由轉身時骨盆與腰腹的核心肌群發力，帶動肩膀和手
臂，迅速做出甩鞭子一樣的動作，此時如果肩關節穩

定肌群肌力不足，容易因為關節不穩而發生傷害，或是造成其他上肢關節負擔過大。擊球結束之後，會有順勢收拍的動作，此時位於肩膀後側的肌肉會做「離心收縮」，目的是「減速」以及「保護關節」，這時如果肌肉離心控制不足或肌腱強度不夠的話，就可能發生肌腱拉傷或肌腱過度使用的病變。

● 殺球分解動作

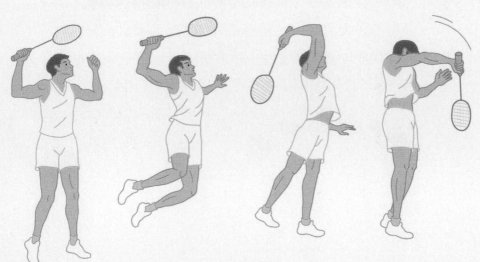

反拍擊球

　　反拍擊球是許多羽球初學者較不擅長的技術，容易因為錯誤的動作模式或是肩膀穩定肌群肌力不足，而引起肩膀疼痛。以「右手反拍長球」為例，引拍時身體會往左旋轉，同時肩膀做出內轉的動作，為了可以打出較高、較遠的球，肩膀內轉的程度會比打「反拍平球」時更多，對肩膀旋轉肌群的負擔也更大。學習正確的動作模式，維持肩胛骨穩定肌群與旋轉肌群有足夠的「離心肌力」，反拍擊球可以不是肩膀的殺手！

● 反拍擊球動作

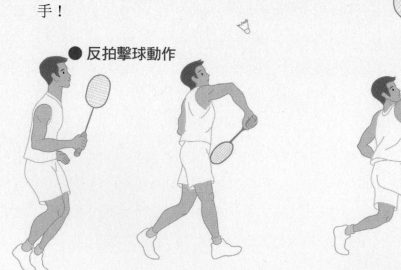

羽球各種擊球動作都需軀幹核心的穩定

羽球運動中揮拍擊球的角度變化非常大，若要避免肩膀傷害，非常考驗肩關節的動態控制與穩定。以「動力鏈」的觀點來看，羽球的各種擊球動作，都是在軀幹核心穩定的前提下，透過核心肌群發力，將力傳遞到肩膀、手臂、手腕與球拍，並且透過前臂、手腕和手指的動作做出不同擊球技術。

一般核心肌群的定義是腰椎、骨盆和髖關節的肌群。在羽球運動中的運用範例像是在打「高遠球」時，主要是透過「轉身」的動作發力，動力鏈包括下肢、腰椎與肩膀，而不是僅靠手臂甩動的力氣。

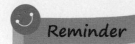

Reminder

肩膀是連接軀幹核心和上肢的部位，也是整個揮拍動作動力鏈中的樞紐，若要能完整地將核心所產生的力傳遞到球拍上，肩膀的穩定是不可或缺的重要關鍵。肩胛骨的穩定肌群被認為是廣義核心肌群的一部

分，若要打出強力的殺球、又要避免肩膀傷害，對肩胛骨的動態穩定與動作控制要求很高。

在肩胛骨的動態穩定中扮演重要角色的是前鋸肌、中斜方肌和下斜方肌，例如在殺球前的引拍，主要就是透過中斜方肌收縮做出擴胸的動作；下斜方肌收縮會做出肩胛骨往上旋轉的動作，避免夾擠症候群；而前鋸肌收縮則是能讓肩胛骨更穩定，有利於動力鏈的傳遞。

肩膀傷害的危險因子

肩膀穩定肌群無力

肩膀穩定肌群無力，容易導致「夾擠症候群」或旋轉肌肌腱發炎／病變的問題。

錯誤動作模式

揮拍擊球時錯誤的發力模式，或是肩胛骨的動作控制不佳，就可能讓肩膀負擔過大。

過度使用

打球時間過長，會造成肌肉疲勞與緊繃，容易造成肩膀穩定肌群肌肉或肌腱的過度使用性傷害。

姿勢不良

上背姿勢也會影響到肩膀的動作，例如駝背、圓肩，會影響到引拍時「胸廓打開」的動作，增加夾擠症候群的風險。

柔軟度不足

位於前側的胸小肌太緊繃會影響肩胛骨的位置，增加肩膀傷害的風險。

旋轉肌腱炎的治療與訓練

很多旋轉肌腱發炎或病變的狀況，會合併肩胛運動障礙，也就是因為肩胛骨的動作控制不良，或者肩胛骨的穩定肌群肌力不足，因此在進行肌腱發炎或病變的處置時，不可只有考慮到單一肌腱本身，而需透

過整體評估，找出根本的解決方式。

急性發炎期的症狀控制

旋轉肌腱急性發炎的症狀是，在肩膀或上臂外側會有「刺痛」或「痠軟」的感覺，嚴重時，甚至連手指都會不舒服，如果不動肩膀時也有疼痛存在，應暫時停止訓練或比賽，在肩膀做冰敷，並提供適當的保護，例如避免抬手的動作、拿重物，或者也可以使用彈性貼布做貼紮，在肩膀提供支持。當急性發炎受到控制，不動肩膀時不會疼痛後，就可以透過輕度的訓練，提供肌腱適當負荷，避免肌腱因為完全的休息，導致強度變更差、影響功能恢復。

姿勢與肩胛骨位置矯正

正確的姿勢與肩胛骨的位置，是遠離肩膀疼痛的首要步驟，後續所有的訓練都應在正確姿勢下執行，矯正方式包含適當的伸展運動、姿勢矯正運動等。

Reminder

　　造成肩膀疼痛的原因有很多，建議應先就醫檢查、接受適當的治療，並在急性發炎症狀緩解之後，再開始進行運動訓練，若在執行運動的過程中有任何不適，應停止訓練，並就近諮詢物理治療師。

肩膀肌群等長收縮訓練

　　為避免在訓練過程中影響肌腱癒合，在訓練初期，應從肌肉的「等長收縮」開始，也就是「往某個方向出力，但並不產生關節動作」，並且，出力的程度以不會產生疼痛為原則。

　　舉例來說，可以做「肩膀外展肌群等長收縮訓練」，做訓練時身體側面面對牆壁，讓手臂自然下垂、大拇指朝牆壁方向，朝肩膀往外打開方向出力（但是手會被牆壁擋住，肩關節不會有角度變化），維持 10-20 秒重複 3-5 次。

肩胛骨穩定肌群訓練

肩胛骨的穩定度是避免肩膀傷害的重要關鍵，當姿勢矯正之後，下一步驟就是肩胛骨穩定肌群的訓練，包含前鋸肌、中斜方肌、下斜方肌等。

旋轉肌群訓練

旋轉肌群的訓練應在「肩胛骨穩定」的前提下進行，訓練時，保持上背挺直、肩胛骨後收。旋轉肌群的訓練應強調肌肉「離心收縮」的部分，就是完成動作後，要「慢慢回復到起始姿勢」，以加強針對肌腱強度的訓練。在四條旋轉肌中，棘上肌負責啟動肩膀外展（手臂往外打開）動作，棘下肌與小圓肌收縮可做出肩膀外轉動作，而肩胛下肌則是負責肩膀內轉動作。接下來介紹一些使用彈力帶的肌力訓練方式，注意不要使用彈性係數太高、太緊的彈力帶，每種動作重複 10-15 下，共 3 回。

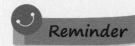

當組織還在急性發炎期，應先暫時停止旋轉肌群的訓練！以免發炎情形更嚴重。進行訓練時，可能會感覺肩膀有些微痠痛、緊繃感，一旦停止訓練動作，痠痛感就應消失，訓練過程中不可出現刺痛感。

棘上肌訓練

一般不建議直接做棘上肌的訓練，因為棘上肌肌腱位於肩峰以及肱骨頭之間，如果過度訓練會導致肌腱肥大，更容易引起肩夾擠症候群。不過，仍有學者建議可以在肩胛骨平面做肩外展訓練（肩胛骨平面位於身體平面往前約 30 度夾角的位置），訓練時大拇指應朝天花板方向，以降低肌腱夾擠。

● 肩胛骨平面上手臂上舉訓練

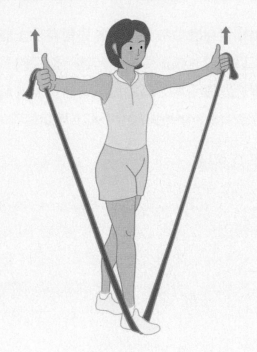

　　此訓練可以加強棘上肌肌力，訓練時手抓彈力帶、大拇指朝天花板、手肘保持伸直，在肩胛骨平面上將手臂往上抬高至接近水平，接著再慢慢放回原位；進階訓練時，可將手臂上抬至最高。所有動作都應在不會產生「刺痛」或「痠軟痛」的範圍內進行。

肩膀外轉肌群訓練

在反拍擊球或殺球後的收拍動作中，對肩膀外轉肌群的肌腱，會產生很大負擔，如果肌腱強度不足，就容易產生肌腱病變；訓練時，可在不同的肩膀外展角度下，進行肩膀外轉的動作，並強調做完訓練動作後，要「慢慢的回復起始姿勢」。

● **肩關節外轉肌群訓練 -1**

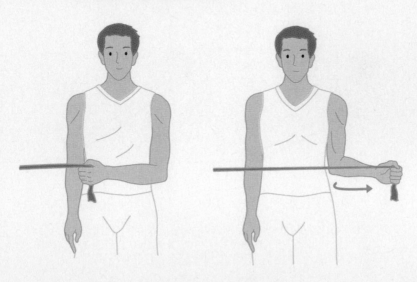

　　此動作主要可加強棘下肌的肌力，做動作時上臂靠近體側自然下垂、手肘彎曲 90 度，將彈力帶固定在手肘高度，讓彈力帶呈現水平、不鬆弛。訓練時，可在手肘與腰部間夾一個毛巾捲，維持動作中手肘靠近體側不動，將前臂水平往外旋轉 40-60 度，做出像「開門」的動作，同時肩胛骨要往後夾，完成動作後，應慢慢地回復起始姿勢。

● **肩關節外轉肌群訓練 -2**

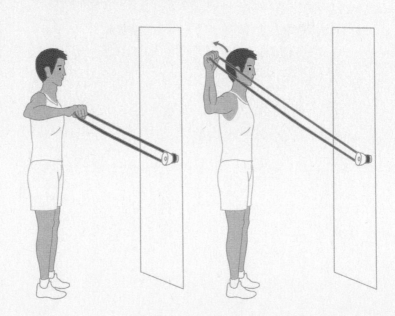

　　此動作可加強棘下肌、小圓肌等肩關節外轉肌群，訓練時將彈力帶綁在略低於肩膀高度位置，肩膀外展90度、手肘彎曲90度、前臂水平於地面，以手肘為軸心做肩膀往後旋轉的動作，過程中應維持肘關節彎曲角度不變，感覺肩膀後側有緊繃感，完成動作後，再慢慢回復到起始位置。

肩膀內轉肌群訓練

　　主要訓練目標為肩胛下肌，可在肩膀外展0度、上臂自然下垂，或90度姿勢下做訓練。

● 肩關節內轉訓練 -1

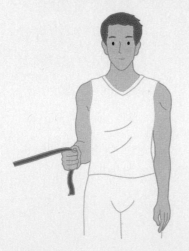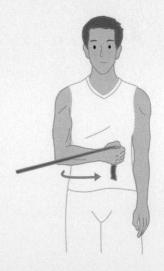

　　將彈力帶固定在與手肘同高處，維持手臂自然下垂、手肘彎曲 90 度的姿勢，以肘關節為軸心將前臂往內旋轉至肚子處，接著再慢慢的回復起始姿勢。動作期間應注意要保持上背挺直、肩胛骨後收。

● **肩關節內轉訓練 2**

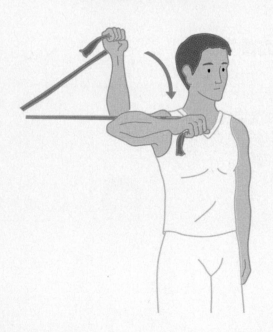

　　將彈力帶綁在略低於肩膀高度的位置，在肩膀外展 90 度、手肘彎曲 90 度、前臂垂直於地面的姿勢，以手肘為軸心，做肩膀往前旋轉的動作，過程中應維持肘關節彎曲角度不變、肩胛骨後縮，完成動作後，再慢慢回復到起始位置。

其他降低疼痛、促進功能的方式

徒手治療

肩膀旋轉肌的肌肉或肌腱容易因為過度使用，而出現緊繃、痠痛的狀況，適度的深層摩擦按摩可以放鬆緊繃的組織、降低疼痛。

物理因子介入

臨床上發現，治療性超音波有助於降低疼痛，不過目前研究證據並不支持；雷射治療在研究實證上，有降低疼痛的效益。

口服消炎藥或注射

目前研究結果顯示，透過口服或注射消炎藥在短期內可有效降低疼痛，但卻沒有促進功能的效果。

彈性貼紮

近年越來越被廣泛使用的彈性貼布，透過回彈性

以及貼在皮膚上的感覺刺激，有放鬆與支持肌肉、降低疼痛的效果。雖然有很多種不同的貼紮方式，目前仍沒有強力實證支持，但臨床上，仍可觀察到貼紮的效益。

肩膀疼痛發生後，回歸球場的時機

許多人在肩膀疼痛發生後，並不會停止打球，導致傷害越來越嚴重，不但限制運動功能，甚至可能影響到日常生活，例如無法拿重物、晚上睡覺會痛到醒過來。事實上，無論是肩關節夾擠症候群或旋轉肌肌腱病變，只要能解除急性發炎症狀（不移動肩膀時也會疼痛、晚上睡覺會痛醒），並接受適當的姿勢矯正、肩膀穩定肌群訓練和肩胛骨動作控制訓練，最後輔以彈性貼紮，仍然可以持續羽球訓練與運動；但建議訓練強度應做調整。為避免傷害惡化，應先達到以下標準，並且在每次打完球之後，都應做冰敷 15 分鐘，以免引起肌腱急性發炎。

● 肩膀在抬手過肩等各個方向的動作過程中，都不會有疼痛產生。

- 原本會產生疼痛的動作，例如殺球、反拍擊球，
  都不會產生明顯疼痛。
- 受傷側的肌力，至少要達到健側肌力的 90% 以
  上。

手肘傷害

　　老林是個中年上班族，最近為了想培養運動好習慣，在朋友的建議下決定開始打羽球，還特地跑去買了一支新球拍。老林每周打球頻率大概一到兩天，每次時間約 2-3 小時，每次打完球都覺得全身痠痛，但過兩天就會慢慢緩解。一個月後，老林發現打完球手肘附近都會有疼痛感，前臂的肌肉也都非常緊繃，雖然在休息、泡熱水之後，症狀都會緩解，但只要他打球打得比較激烈，手肘的疼痛就會更為明顯，甚至無法拿起較重的物品。

　　詢問過球友的意見後，發現可能是球拍不適用的問題，經過調整，雖然症狀有比較改善，但每次打球打得比較激烈手肘還是會隱隱作痛，讓老林很擔心。球友勸老林：「別小看運動傷害，還是去看醫師吧！」

醫師說：「你這是打球的時候殺球太猛，導致肌腱有點發炎，我開一些藥給你，然後你去找物理治療師，請他們幫你做物理治療。」

物理治療師做完理學檢查後跟老林說：「你的問題就是俗稱的『網球肘』，也就是帶動手腕往後伸展的肌腱，因為過度使用而導致肌腱發炎或病變，連帶的肌力也會變差。建議你平常要做冰敷，並且透過按摩或伸展運動來放鬆小手臂的肌肉，最後要做一些握力和手腕力氣的訓練。」

老林面帶猶豫、擔心的問：「醫師說我是肌腱發炎，不是應該吃藥休息就會好了嗎？為什麼還要做肌力訓練？」

「就像我剛提到的，網球肘是手腕伸肌的肌腱病變，是因為肌腱強度不足、反覆受傷後造成的肌腱退化，只有休息是不會好的，甚至會在你恢復運動時變得更嚴重，因此要透過適當的運動訓練，來加強肌腱強度，達到降低疼痛和增加功能的效果。而且運動訓練也是目前研究實證顯示，最具有長期療效的一種治療方式。」

「原來如此！難怪我的手肘痛一直復發！」

　　「除了手腕和小手臂的運動訓練之外，球拍的重量、打球的方式、肩膀以及核心肌群的肌力也需要考慮，以免造成小手臂負擔過大，讓手肘痛反覆發生。」

　　羽球運動對於上肢各關節的運用非常多，很多擊球技術都是透過手腕、手肘的動作來做變化，球拍過重、錯誤的出力模式、肌力不足或打球時間過長等因素，都可能增加手肘和手腕受傷的風險。

手肘傷害大多起因手腕過度使用造成

　　很多人並不知道，手肘的運動傷害，幾乎都跟錯誤或過度的使用手腕有關。負責手腕往各方向動作的肌肉，幾乎都是從手肘的內側或外側往下延伸到手腕以下，再加上做出前臂翻轉使手心向下、向上的肌肉，總共約有 19 條肌肉位於前臂。

「網球肘」、「高爾夫球肘」

　　反覆手腕出力或用力抓握球拍，都會增加前臂肌群的負擔，可能引起手肘外側或內側的疼痛，手肘外側疼痛就是俗稱的「網球肘」，而內側疼痛則是俗稱的

「高爾夫球肘」。

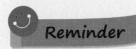

過去認為，造成「網球肘」或「高爾夫球肘」的原因是過度使用導致「肌腱發炎」，但現在認為應稱「肌腱病變」更為恰當。研究發現肌腱局部並沒有發炎物質，反而有「肌腱退化」的特徵。

如果是在劇烈的練習或比賽之後，立即性的出現疼痛、影響功能等症狀，被稱為「反應性的肌腱病變」，也就是一般認為的「肌腱發炎」。正常狀況下，只要適度休息、控制運動強度或降低肌腱負荷量，就能逐漸改善。但如果反覆次數過多，超過肌腱本身修復能力，就可能導致「退化性的肌腱病變」，此時應接受適當的治療與運動訓練，強化肌腱，才能達到改善症狀、恢復功能的長期療效。

初學羽球的朋友，容易因為拍子握太緊、或是過度使用手腕的力氣揮拍，造成前臂肌群過度使用而產生疼

痛；以羽球運動來說，發生高爾夫球肘（手肘內側疼痛）的比率，可能比網球肘（手肘外側疼痛）還高。主要原因是，羽毛球與球拍的質量較輕，即使是在反拍擊球時也不容易造成手腕伸肌太大的負擔。但在殺球的動作中，容易過度使用手腕甩動的力氣，造成手肘內側疼痛。

　　不過，網球肘的發生率在羽球運動中仍不少見，如果殺球動作流暢，其實需要更好的力氣去控制手腕動作，反覆次數太多的話也容易造成手肘外側疼痛。總結來說，疼痛的好發部位，跟出力的方式和動作模式有關，初學者和羽球選手的狀況並不會相同。

高爾夫球肘

　　高爾夫球肘的正式名稱是「內上髁炎」，主要發生原因是打球時反覆大力揮拍的動作，造成手腕屈曲和前臂旋前肌的肌腱病變。症狀是在手肘內側骨突附近疼痛、握力可能稍微變差，並且在做揮拍、扭毛巾或騎機車催油門的動作時，會產生疼痛。羽球選手出現手肘內側疼痛的原因大部分是肌腱病變，但也要先排除其他附近構造的問題，例如手肘內側副韌帶拉傷、

肘隧道症候群等，建議要先就醫確診。

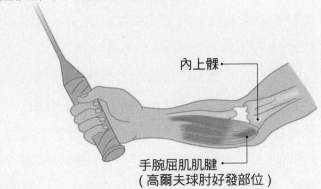

內上髁

手腕屈肌肌腱
（高爾夫球肘好發部位）

網球肘

網球肘的正式名稱是「外上髁炎」，症狀是在手肘外側的骨突附近出現疼痛，並且在反拍擊球、用力殺球，或者球拍握太緊的時候疼痛會更為明顯。

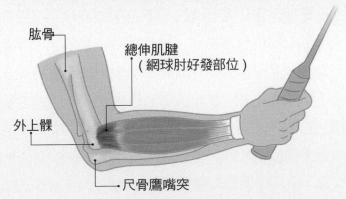

肱骨

總伸肌腱
（網球肘好發部位）

外上髁

尺骨鷹嘴突

　　主要發生原因是，過度使用手腕動作，導致伸腕肌群和前臂旋後肌的肌腱病變，其中，最常被影響到的是腕伸肌群的總伸肌腱。

　　雖然羽球選手出現手肘外側疼痛原因，大部分是肌腱病變，但仍應先排除其他可能的原因，例如因為創傷導致的手肘關節或外側副韌帶傷害、橈隧道症候群或是由頸椎而來的傳導痛等，建議先到醫院找醫師確診，以免延誤治療。

造成手肘疼痛的危險因子

不合適的球拍

　　對於羽球初學者來說，不合適的羽球拍可能是導致上肢傷害的原因之一，例如球拍重量過重、穿線磅數過高，甚至球拍中柱較硬，都會造成擊球時較為費力，若肌力不足，就可能導致傷害發生。因此，在選擇球拍時，應根據自身肌力以及對羽球運動的熟悉度來選擇球拍，以初學者來說，球拍重量應在 2U（90-95公克）以下，而穿線磅數應在 25 磅以下，以免造成上

肢關節負擔過大。

錯誤動作模式

握拍太過用力、擊球時太刻意用手腕出力，以及，殺球時手肘沒有伸直，或是僅用手臂和手腕的甩動而沒有運用腰腹的核心肌力，這些錯誤的動作模式都會造成前臂肌群負擔過大，增加肌腱病變的風險。

過度訓練

打球時間過長、突然增加打球時間或訓練強度，也會增加過度使用傷害的風險。

治療用一般軟組織急性傷害處理

高爾夫球肘與網球肘的治療原則很類似，如果是打完球之後出現的急性疼痛，是「反應性肌腱病變」，建議用一般軟組織急性傷害處理方式，但若是反覆受傷所造成的「退化性肌腱病變」，則建議以適當的治療性運動介入作為主要治療手段，以達到降低疼痛、增加肌力和恢復運動功能的目標。

急性期的處置

軟組織急性發炎的特徵，是即使在休息時也會有疼痛感，晚上睡覺時會疼痛。此時治療目標在降低發炎反應及疼痛程度、減少肌腱負擔，但並非完全移除肌腱張力，及維持肌腱強度。

治療方式包含調整訓練內容、冰敷和保護等，如果是一般羽球愛好者，建議應暫時停止打球、避免日常生活中會引起手肘疼痛的動作，例如用掌心朝下的姿勢去拿桌上的杯子；如果是選手或是有其他考量，無法停止練球，則應視情況使用貼紮或護具做保護、調整訓練內容如強調下肢訓練；改善動作模式、例如避免握拍力道過大；並且在每次打完球之後，都冰敷15-20分鐘，做適當的按摩以放鬆緊繃的肌肉。

市面上的護肘有很多種，以肌腱加壓帶居多，原理是壓住受傷的肌腱，避免肌肉在收縮時增加肌腱的張力而導致疼痛。這種加壓帶並不適用於反應性的肌腱病變，因為直接壓迫會直接產生疼痛。肌腱在爆發力的動作中扮演重要角色，如果完全壓住，可能會影

響運動功能，如果你是專業運動員，並不建議用肌腱加壓帶，可使用「彈性貼布貼紮」支持與改善肌肉收縮狀況，以達到降低肌腱負擔、增加運動功能的目的。

治療性的運動訓練

運動訓練，是目前實證上最具有長期療效的治療方式，一般訓練 6-12 周就可降低疼痛並增加肌力與功能。即使在受傷初期，也不應完全「休息」，可以透過肌肉等長收縮訓練，維持肌力和肌腱強度；並在急性期過後進行肌力訓練、柔軟度訓練、爆發力訓練等。而肩膀穩定肌群的訓練，也是降低打球時手肘疼痛的重要一環。

手腕肌群等長收縮運動

手腕肌群的等長收縮指的是，在手腕往某個方向出力的同時，維持手腕關節角度不改變；這種訓練方式會在肌腱產生持續性的張力，對於「反應性的肌腱病變」具有降低疼痛的效果，同時可以避免「完全休息」導致肌腱強度變差的狀況。

● 手腕伸肌等長收縮運動

　　將前臂放在桌子上、掌心朝下、手肘彎曲 90 度，將手腕維持在往後伸展 20-30 度的姿勢，持續 30-60 秒，重複 3-4 次，可拿適度重量的啞鈴或重物來增加訓練強度，重量選擇以不會產生手肘疼痛或太過吃力為原則。

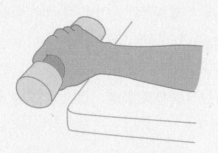

● 手腕屈肌等長收縮運動

　　將前臂放在桌上、掌心朝上，手肘彎曲 90 度，將手腕維持在屈曲 20-30 度的姿勢，持續 30-60 秒，重複 3-4 次，可拿適度重量的啞鈴或重物來增加訓練強度，重量

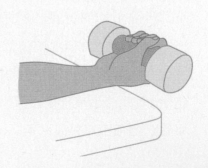

應以不會產生手肘疼痛或太過吃力為原則。

手腕肌群肌力訓練

　　手腕肌群的肌力訓練是目前被認為最能改善肌腱病變的治療方式，若要同時加強肌腱強度，則強調要在完成訓練動作後「慢慢的回復到起始姿勢」，例如花費 4 秒鐘完成動作後，要再花費 4 秒回到起始姿勢，速度不可以太快。在進行訓練時，允許有些微疼痛（如果完全不痛是 0 分、最痛是 10 分，則訓練時不可超過 3 分痛），但訓練結束後，疼痛就應消失。建議每個動作重複 10-15 下，每天 3 組。

● 手腕伸肌肌力訓練

　　訓練時將前臂放桌上、手肘伸直、手掌垂出桌外，手拿適當重量的啞鈴或用寶特瓶裝水，慢慢將手腕往上抬起到最高，

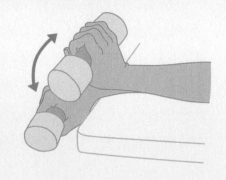

感覺前臂肌肉緊繃出力，再將手腕慢慢放下來至最低。

● 手腕屈肌與前臂旋前肌肌力訓練

羽球揮拍動作中會合併手腕屈曲和前臂旋前（轉動前臂使掌心朝前）動作，應將兩者的動作同時加入訓練中；在家中最簡單的訓練方式就是練習扭毛巾，一手固定毛巾，受傷手抓住毛巾往前旋轉，做出像是騎機車催油門的動作；另外，也可以使用彈力帶給予阻力（可將彈力帶綁在柱子或欄杆上，高於肩膀高度），做出像揮拍動作，再慢慢回到起始姿勢。

前臂肌群柔軟度訓練

當肌肉過於緊繃時會增加肌腱的張力，增加肌腱病變的風險，因此，適度柔軟度訓練應加入治療計畫中；在急性期時，可用按摩的方式放鬆緊繃的肌肉，而急性期過後，則可以在不會產生疼痛的範圍內，進行伸展運動，每個動作建議維持20-30秒，重複3-6次，可在做肌力訓練之前以及結束後各執行一組。

● 手腕伸肌與前臂旋後肌伸展運動

手肘伸直、掌心朝下，用另一手將手腕輕輕往下扳，感覺前臂背側肌群有緊繃感，但不可產生疼痛。

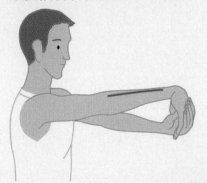

● 手腕屈肌與前臂旋前肌伸展運動

手肘伸直、掌心朝上，用另一手將手腕輕輕往下扳，感覺前臂掌側肌群有緊繃感，但不可產生疼痛。

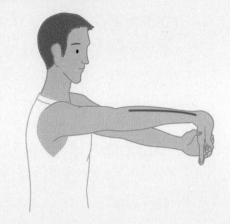

肩膀穩定肌群訓練

　　當肩膀穩定肌群肌力不足時，無法將從身體核心所產生的力很好的傳遞到手上的球拍，容易導致手腕施力過當，造成過度使用傷害。因此肩膀穩定肌群的訓練，也是遠離手肘疼痛的重要部分；詳細訓練方式可參考其他關於常見肩膀傷害的章節內容。

練習揮空拍

　　肌腱在爆發力的動作中扮演重要角色，因此當基本肌力逐漸增強、疼痛症狀逐漸改善之後，應開始加入手腕的爆發力訓練，最簡單的方式，就是練習揮空拍。從基本的來回揮動球拍，保持肩膀、手肘等其他關節不動，僅做手腕動作；再逐漸加入各種正拍、反拍擊球動作，建議剛開始練習時，應先以較慢的速度做動作，以不產生疼痛的前提下，逐漸增加揮拍速度。

其他治療方式

藥物治療

　　非類固醇類抗發炎藥物，對於肌腱病變的療效尚有爭議，原因是，退化性肌腱病變中並沒有發炎物質。學者推測這類藥物僅適用於急性發炎階段，或是反應性肌腱病變。

　　施打類固醇具有 4-6 周的短期止痛效果，但是從 6-12 個月的長期效果來看，並不會比其他治療方式好，甚至可能比不治療的狀況更差！因此，不建議當作第一線治療。

其他物理因子介入

　　研究顯示，6 周的間歇性超音波、垂直肌腱的深層摩擦按摩以及運動訓練，可降低疼痛、增加握力，並且具有 6-12 個月的長期效益。另外，雷射治療也具有短期療效，而震波治療對於網球肘的療效則仍有爭議。

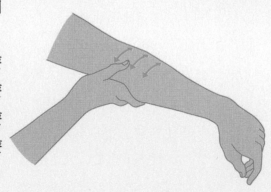

手術治療

若經過保守治療 6-12 個月無效，且嚴重影響功能，則可跟醫師討論是否需要進行手術治療。

回歸球場的時機

輕微的肌腱病變可能不會影響運動功能，但若沒有接受適當的處置，就會越來越嚴重，甚至影響日常生活功能。大部分的人可以透過保守治療有效的降低疼痛，並在護具或貼紮的保護下持續羽球運動，但若要避免傷害惡化或復發，則恢復完整的訓練之前，至少達到這樣的標準：

- 在手肘內側／外側骨突附近沒有疼痛，而且壓下去也不會產生疼痛。
- 手腕與前臂關節角度正常，並且在關節活動時不會產生疼痛。
- 足夠肌力：手腕伸肌／屈肌以及前臂旋後／旋前肌的徒手肌力測試可抵抗最大阻力、握力正常並且不會產生疼痛。
- 揮拍擊球的過程中不會產生疼痛。

手腕疼痛

　　小宇最近發現打完羽毛球後，都會有手腕疼痛的感覺，在打球過程中，只有在殺球時會感覺到手腕有些微疼痛。小宇擔心手腕受傷，就開始戴護腕打球，疼痛的症狀也的確有些改善，但還是不敢用力殺球。為了改善手腕的疼痛，打完球後小宇會冰敷，這樣過了幾周，小宇感覺自己的手腕「似乎好了」，也開始嘗試較大力的殺球動作，卻在一次快速的回擊殺球，手腕明顯有疼痛感，甚至在停止打球之後，持續有一陣陣的刺痛感，雖然疼痛情形在冰敷之後好了許多，小宇想想還是去醫院請醫師看看。

　　「應該是手腕的韌帶拉傷，建議做物理治療。」

　　到了物理治療中心，小宇說：「我平常的時候手腕都不會痛，只有在打羽球殺球的時候，會覺得手腕有

疼痛感，應該是有拉傷，我這種情況要做什麼治療？」

「剛剛幫你做過檢查，目前手腕和小手臂旋轉的關節角度都是正常的，但是手腕往下壓會產生疼痛，所以現在最重要的是要保護受傷的韌帶、促進韌帶癒合，同時要加強手腕的肌力，這樣可以在運動時幫忙保護受傷的韌帶。」

「我最近打球的時候會用護腕來保護手腕，雖然有比較不痛一點，但只要想要很大力殺球，手腕就還是會很明顯疼痛，所以我現在必須暫時停止打球嗎？我應該做什麼治療，或是用什麼方法促進受傷的韌帶癒合？」小宇追問。

「如果在大力殺球之外的動作中都不會疼痛，只要避免做出會痛的動作，其實不用完全停止打球，但是建議還是要戴著護腕；平常可以多做熱敷，促進組織修復，並且要加強手腕的肌力，以保護受傷的韌帶。」

手腕運用，是羽球技術的重要關鍵

羽球運動對於上肢各關節運用非常精細、複雜，

從握拍的姿勢（正手拍或反手拍）、鬆緊以及手腕的轉動，不同的動作方式決定擊球的角度、距離、速度。羽球運動的上肢傷害並不少，除了肩膀和手肘之外，手腕也是容易受傷的部位之一，手腕容易發生傷害的原因與手肘傷害類似，應一併做考慮、改善，若反覆受傷導致關節不穩，則會影響運動功能。

　　手腕有八塊腕骨，腕骨之間的穩定度主要由韌帶提供，而手腕屈肌與伸肌收縮時，也會提供手腕的動態穩定。反覆的揮拍動作、球拍過重或肌力不足等因素，都可能造成手腕負擔過大，如果忽略了造成手腕不適的原因，僅是用冰敷處理，就可能造成疼痛反覆發生。

　　手腕的運用，是羽球運動中決定技術好壞的重要關鍵，大部分的手腕傷害都是韌帶受傷，剛開始時可能只會在手腕的某些動作中產生疼痛，例如只有在殺球的時候會痛，但若忽略不採取適當的處置，就會越來越嚴重，當傷害反覆發生，就可能導致韌帶鬆掉、關節不穩。在手腕的傷害中，腕骨關節間的韌帶扭傷或拉傷是最常見的種類，疼痛位置最常發生在手腕背

側，另外，手腕尺側（小指側）疼痛是手腕傷害中較複雜、也較難痊癒的一種，若排除骨折，統稱為「三角纖維軟骨複合體傷害」。

三角纖維軟骨複合體傷害

三角纖維軟骨複合體的英文縮寫為 TFCC，位於手腕偏小指側的位置，結構上除了纖維軟骨之外，還包含關節盤、5 條韌帶以及尺側伸腕肌腱的腱鞘（包覆在肌腱外面的軟組織，可減少肌腱滑動時的摩擦力）。

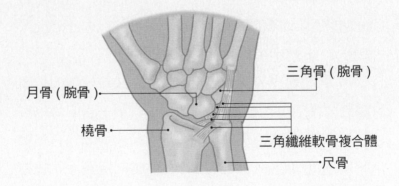

月骨（腕骨）
橈骨
三角骨（腕骨）
三角纖維軟骨複合體
尺骨

三角纖維軟骨複合體的功能，是維持遠端橈尺關節的穩定性、並且在前臂旋前姿勢（掌心朝前）下傳

遞經過手腕的力，若有創傷事件發生可能造成急性傷害，例如跌倒時手掌撐地；若是反覆受到壓迫或過度張力，則可能導致退化性傷害。一般來說，羽球選手若發生這類傷害，屬於後者居多，例如在殺球動作中，會運用快速的手腕甩動增加球速，而甩動手腕的動作會增加三角纖維軟骨複合體的負擔，雖然羽毛球和羽球拍的重量不像網球或棒球那麼重，但高反覆的揮拍動作仍會造成微小創傷，長期累積下來就可能造成過度使用傷害。

三角纖維軟骨複合體受傷時，會出現手腕尺側疼痛的症狀，特別是做揮拍動作的時候；如果是較嚴重的傷害，則手腕往任何方向動作時，都可能會產生疼痛，並且手腕會有局部腫脹；若合併關節不穩，則活動手腕時還會聽到「喀啦」聲。在受傷初期，應盡早就醫接受詳細檢查，X 光檢查可以排除是否有骨折或關節脫位的狀況，而核磁共振檢查則可以進一步診斷 TFCC 是否受傷以及嚴重程度。

手腕傷害的危險因子

反覆的揮拍動作是羽球運動中造成傷害的主要危險因子，無論是正拍或反拍擊球，如果球拍握太緊，或是過度強調手腕甩動的動作，就會增加三角纖維軟骨複合體的負擔。

治療與運動訓練

三角纖維軟骨複合體傷害的治療，會根據受傷嚴重程度、病人意願與功能活動需求有不同的選擇。如果是三角纖維軟骨複合體周邊組織受傷，由於血液循環較好的關係，可以透過保守治療得到很好的療效，但若是位於深層的關節盤受傷，或是保守治療 3-6 個月無法改善症狀，則可能需要接受手術治療。

以保守治療為例，急性發炎期間，會有局部腫脹與疼痛情形，可藉由冰敷、非類固醇抗發炎藥物來止痛，同時透過適度的休息與保護，避免傷害惡化、讓受傷的組織有自然修復的機會，例如，暫時停止打球以及其他會產生手腕疼痛的活動，並且以副木將前臂固定 3-6 周。

當休息時的急性疼痛緩解後，即可開始在不會產

生疼痛的範圍內，漸進增加手腕與前臂的關節角度，並開始漸進式訓練肌力，初期的肌力訓練應著重於握力訓練、手腕和前臂肌群的等長收縮訓練，當副木移除後，再加入前臂肌群的向心及離心訓練。在組織修復期間，可做熱敷、超音波治療等熱療因子增加局部血液循環，促進組織癒合。

　　如果是運動員，為了盡速恢復訓練及比賽，可能會在 6 周保守治療無效之後，就以關節鏡做進一步檢查以及治療，根據文獻，在關節鏡手術之後大約 6-12 周後可開始漸進式恢復訓練。

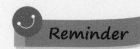

Reminder

　　在進行手腕與前臂各方向關節角度訓練時，注意要在不會產生疼痛的範圍內，以免影響癒合，完成訓練後若有輕微腫脹、疼痛感，應進行冰敷 15 分鐘。若出現明顯腫脹與疼痛，應暫時停止訓練，就近諮詢物理治療師。

● 手腕關節角度訓練

　　要做手腕屈曲或是往背側方向伸展時，可將前臂靠在桌子或椅子扶手上、手掌垂出邊緣，慢慢將手腕往下或往上伸展；要做手腕橈側或尺側方向的關節角度運動時，可將前臂、手掌平放在桌上，慢慢將手腕往拇指或小指方向旋轉。每個動作重複 10 下每天 3回。如果受傷手主動出力時會疼痛，可用健康手輔助，做「被動關節運動」。

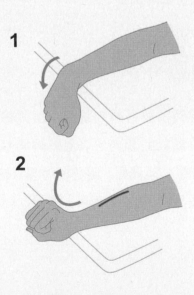

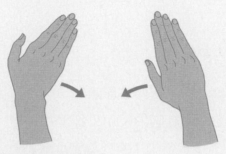

● 前臂關節角度訓練

　　手肘彎曲 90 度，前臂放桌面上、大拇指朝天花板，將手掌掌心慢慢朝下方／上方旋轉，感覺手腕緊繃時停，再慢慢恢復起始姿勢。訓練時應在不會產生疼痛的範圍內，盡量做到最大旋轉角度，感覺手腕緊繃時停，再恢復起始姿勢。每個動作重複 10 下，每天 3 回。

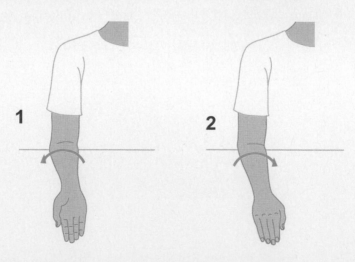

● 握力訓練

拿手掌可握住的小皮球或軟球，練習抓握力氣，在不會產生疼痛範圍內，用力抓緊小皮球，維持 5-10 秒，重複 10 下，每天 3 回；等到疼痛與無力症狀改善後，可改成用握力器做訓練。

● 手腕等長肌力訓練

在不會產生疼痛下，手腕往手心方向、往手背方向、往拇指側或小指側等四個方向出力，但手腕關節不會真的有動作出現，同時由健康手給阻力，感覺前臂肌肉緊繃出力，每個方向維持出力 5-10 秒，重複 10 下，每天 3 回，訓練時應注意不可有疼痛產生。

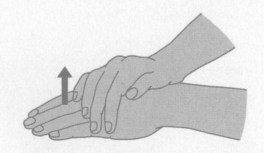

● 前臂等長肌力訓練

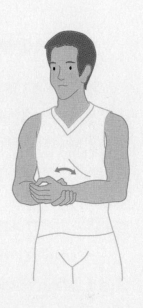

上臂自然下垂靠近身體、手肘彎曲 90 度、大拇指朝天花板，用健康手抓住受傷手的手腕近端，受傷手在不會產生疼痛的範圍內，往掌心朝下或是朝上的方向旋轉出力，但透過健康手的固定，不要出現關節動作。每個方向維持出力 5-10 秒，重複 10 下每天 3 回。

前臂各肌群的肌力訓練

當疼痛症狀逐漸改善後，可開始加入手腕與前臂各方向肌力訓練，手腕部分包含屈曲、往後伸展、往小指側以及拇指側偏移，而前臂部分則是包含旋轉前臂讓掌心朝下以及朝上動作，可以用彈力帶或裝水的寶特瓶給予阻力，每個動作應在不痛範圍內，慢慢做到最大角度，再慢慢回到原位，一回重複 10 下，每天 3 回。

手腕韌帶傷害後，回歸球場的時機

當手腕韌帶傷害發生時，確實的固定以及保護是影響治療成敗的重要關鍵，若是反覆受傷就可能導致關節不穩。若只有在某些動作時會出現疼痛，只要用護腕或貼紮的方式固定、讓疼痛不再出現，就不一定得停止打球。不過，適當的肌力訓練是保護手腕的重要步驟，不可完全依賴護具或貼紮。

三角纖維軟骨複合體是手腕傷害中最複雜的一種，根據嚴重程度恢復狀況也會不同，如果只是周邊韌帶受傷，保守治療 6-12 周可改善症狀。但若已經傷及較深層的組織，則保守治療的效果並不好，一般建議，如果保守治療 3-6 個月症狀沒有改善，應考慮手術處置。無論是否開刀，若要完全恢復羽球運動，應至少達到以下標準：

- 不移動手腕時不會產生疼痛、晚上睡覺時手腕不會痛。
- 恢復完整的手腕及前臂關節角度。
- 握力、手腕與前臂肌力完全恢復。

足後跟痛
阿基里氏肌腱病變

　　菁姊在學生時期曾經是羽球隊的選手，畢業後成為上班族，只有在假日的時候，才會跟老隊友們切磋打球，維持體能和球感。不過，即使年紀慢慢增加，菁姊在球場上仍是一名猛將，強悍的攻擊力每每讓對手生畏。

　　最近幾個月，菁姊發現自己在打球的時候左腳後跟的附近會隱隱有些疼痛感，尤其當打球時間越長、或者打得比較激烈後，疼痛感就變得更為明顯，嚴重時甚至平常走路走太快也會有疼痛感。一開始，菁姊認為是因為這陣子打球打得太激烈，造成肌腱發炎，就暫時減少打球的頻率、自己做冰敷；但她發現，在她休息一陣子之後，疼痛感的確有變少，不過一旦她又開始恢復打球，左腳又會開始疼痛，甚至在打球的

強度比較激烈時，比休息前更為嚴重；菁姊只好尋求醫療協助。

　　醫師說：「妳這是阿基里氏肌腱病變，也就是跟腱有退化的情形。」

　　這個訊息讓菁姊聽了很震驚：「跟腱退化？那我會好嗎？」

　　「肌腱病變雖然是一種肌腱退化的情形，不過透過治療與運動訓練，可以有效降低疼痛，並且恢復運動功能，所以我會請物理治療師教妳一些訓練的方式。」

　　物理治療師詢問過病史、做理學檢查之後說：「阿基里氏肌腱病變症狀，是肌腱的地方會疼痛、在肌腱上有壓痛點、運動功能受影響，並且當妳的運動強度對阿基里氏肌腱產生的負擔越大時，像是跳躍或跑步，疼痛就會越明顯。病變的肌腱強度會變差，如果不做訓練、只有休息的話，肌腱強度會越來越差。正確的處置觀念是要透過適當的訓練，增加阿基里氏肌腱的強度，達到減輕疼痛和恢復運動功能的目的。」

　　「我該做什麼樣的運動才會改善我的問題呢？網

路上看到有人說要做小腿拉筋訓練，這正確嗎？」

「目前發現最有效的訓練方式，是做小腿肌群的離心收縮訓練，訓練 6 到 12 周後可以明顯降低疼痛；冰敷其實也是一個有效降低疼痛的方法。至於小腿伸展運動，在一開始疼痛比較嚴重時不建議做；因為拉筋會在阿基里氏肌腱產生張力，可能會讓症狀變嚴重，但如果小腿肌肉太過緊繃的話，建議改用肌肉按摩的方式取代拉筋運動。」

之後，菁姊每天在家做離心訓練、冰敷和小腿按摩，並調整打球的強度，經過這些處理確實讓她在打球的時候較不會感覺到明顯疼痛。三個月之後，她只有在較長時間的打球後，才會稍微有些疼痛感，且在冰敷之後就能改善，菁姊也耐心的持續做些運動訓練，以保持足夠的肌肉、肌腱強度，避免運動傷害。

阿基里氏肌腱病變

在羽球運動中，快速移動的各種步法，會運用到許多踝關節的動作，主要由小腿各肌群的收縮、協調來控制；阿基里氏肌腱的功能，是將小腿後側肌肉收

縮時所產生的力量傳遞到跟骨上，做出踝關節蹠屈，也就是腳板往下踩的動作，在腳踝的爆發力動作中扮演重要角色；肌肉收縮時，會對肌腱產生張力，若是張力過大時，會在肌腱內造成一些微小創傷，增加肌腱病變的風險。阿基里氏肌腱病變在打羽球族群中主要症狀是：

　　在打球時，會感覺肌腱部位有疼痛感，疼痛程度在跳躍或奔跑時更為明顯，並會影響運動功能。

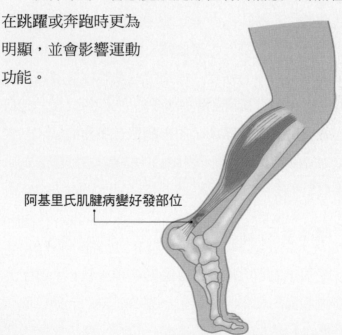

阿基里氏肌腱病變好發部位

　　阿基里氏肌腱病變可以分為兩種，分別是「中段阿基里氏肌腱病變」和「肌腱 - 跟骨接合處的肌腱病變」，大部分的阿基里氏肌腱病變屬於前者，相關研究也較多。區別兩者最簡單的方式是疼痛位置的不同，「中段阿基里氏肌腱病變」的疼痛位置主要位於肌腱與跟骨連接處的往上約 2-6 公分之間的區域；而「肌腱 - 跟骨接合處肌腱病變」是在肌腱與跟骨連接處，按壓會產生疼痛。

阿基里氏肌腱病變屬於一種肌腱退化

　　目前認為阿基里氏肌腱病變處是呈現肌腱退化現象，屬於過度使用傷害，而有時會在訓練或比賽量突然增加時，也會在足後跟阿基里氏肌腱的位置出現疼痛。現行的處置方式以針對肌腱進行漸進式運動訓練為首，但通常不能完全「治癒」病變的肌腱。建議應以預防勝於治療的觀點思考肌腱病變，透過適當的訓練、穿著適當的球鞋以及正確的訓練與打球觀念，避免反覆對肌腱造成過度負擔，增加肌腱病變的風險。

鑑別診斷

由於造成後足跟痛原因有很多，建議要先就醫確診，一般可透過病史詢問及臨床檢查，來診斷出阿基里氏肌腱病變，而影像學檢查則可以排除其他較嚴重的問題，例如阿基里氏肌腱斷裂、跟骨後滑液囊炎、哈格倫氏變形等。

阿基里氏肌腱病變危險因子

引起阿基里氏肌腱病變原因目前仍不清楚，一般認為是由多種因素共同影響。

內在因子

年紀、性別

阿基里氏肌腱病變好發於 30-40 歲以上族群，性別間沒有明顯差別。

體重過重

體重過重會增加下肢的負擔，例如身體質量指數 (BMI) 若是超過 25，會增加阿基里氏肌腱病變風險。

小腿肌群無力或柔軟度不佳

研究發現小腿後側肌群無力或柔軟度不佳，跟阿基里氏肌腱病變的發生存在相關性，因此，平時應進行適當的肌力訓練及伸展運動。

過去受傷史

曾經有過下肢骨骼肌肉相關病變或骨折的族群，可能會有較高的阿基里氏肌腱病變發生率。

錯誤動作技巧

例如蹬跨步趨前擊球時，正確動作是後腳的腳尖會稍微朝外轉，而不是正對著前進方向，若腳尖是朝著前進方向，則會增加阿基里氏肌腱的負擔，增加肌腱病變、甚至肌腱斷裂的風險。

系統性疾病

在糖尿病等代謝性系統性疾病患者中，發現有阿基里氏肌腱的結構改變以及肌腱病變的狀況。

外在因子

錯誤訓練模式

訓練時間過長、訓練強度太高或增加太快，都會增加阿基里氏肌腱病變或其他運動傷害的風險。

不適當的鞋子

鞋底太硬、護跟太軟、太緊的鞋子都會增加阿基里氏肌腱的負擔，提高發生肌腱病變的風險。

不適當的場地

正規羽球場地的材質基本上都具有良好的防震與吸震功能。若是在非正式場地打球，例如石頭地或柏油路上，會增加阿基里氏肌腱的負擔。

阿基里氏肌腱病變的治療與訓練

目前對於肌腱病變的致病機轉、以及引起疼痛的原因並不是完全清楚，因此在阿基里氏肌腱的治療上會有些限制，甚至可能無法完全「治癒」；不過，這並不代表阿基里氏肌腱病變之後，從此就要告別羽球或其他運動了！以下將介紹針對阿基里氏肌腱病變的三階段運動訓練，如果在執行動作的時候有任何問題，請就近諮詢物理治療師。

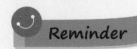

Reminder

透過適當處置及訓練，可以有效的降低疼痛、並且增加活動和運動功能，而漸進式的運動治療與訓練是目前最有效的介入方式。訓練階段主要可以分為如排球篇所談的三個階段，在時間點上並不是完全切割，而是隨著能力增加，漸進式的進入到下一階段的訓練。

第一階：段治療降低疼痛

當肌腱疼痛發生初期，建議先進行訓練量與強度的調整，降低阿基里氏肌腱負擔。請注意，建議調整訓練量並不是停止訓練！調整訓練是針對阿基里氏肌腱進行適當的訓練，避免肌腱的強度越變越差。近年的研究發現，肌肉等長收縮訓練可以立即並有效地降低肌腱病變的疼痛，等長收縮訓練指的是當肌肉有出力時關節角度仍保持不變，此時肌腱會持續承受一定的張力，而不至於負擔過大，以阿基里氏肌腱來說，只要維持踮腳尖姿勢，就能降低疼痛。

小腿後側肌群的肌肉等長收縮訓練

雙手扶固定家具或牆壁，健康腳出力，將腳跟踮起，將健康腳彎起離地，此時僅有受傷腳腳跟離地，如果無法以單腳支持身體的重量，可先從雙腳踮腳尖的姿勢開始訓練。訓練時，應維持踮腳尖的姿勢 45-60秒，重複 4-5 次。

冰敷

　　阿基里氏肌腱病變造成疼痛的原因，可能與肌腱內異常血流增加有關，透過冰敷可改善症狀；建議進行 3 次 10 分鐘間歇冰敷，每次隔 10 分鐘，比起連續冰敷 20 分鐘效果還要好；可用襪套將冰敷包固定在腳後跟上。

第二階：段加強肌力與肌腱強度

　　當疼痛開始緩和後，可進入到下一個訓練階段，目標是加強小腿後側肌群的肌力及肌耐力，肌肉的訓練需包含「離心收縮」以及「向心收縮」訓練，其中，小腿後側肌群的離心訓練是近年來最被推崇的一種訓練法。肌肉訓練頻率建議為每周 3 次，通常需要至少 6-12 周才會有明顯進步。由於在這階段還是會有明顯疼痛的症狀，建議可以在肌力訓練之前，先執行前一階段中所做的等長收縮訓練，以降低肌力訓練時疼痛感，另外，在執行訓練時，強調動作速度要慢，以免對於肌腱的負荷過大。

Reminder

　　以踮腳尖動作為例，小腿後側肌群的向心收縮會將腳跟抬離地面，動作任務是「出力產生關節動作」；而離心收縮則是將腳跟「慢慢放回地面」，動作任務是「控制速度」。

向心收縮肌力訓練

　　雖然目前的研究皆支持，離心收縮的訓練效果比向心收縮訓練要好，但在肌腱病變發生初期，肌腱強度會變差很多，還是可以先從小腿後側肌群的向心收縮開始訓練，例如最簡單的「坐姿踮腳尖」，坐在椅子上，將受傷腳的腳跟垂直抬離地面，反覆 10-15 下，每天 3-4 回。若疼痛以及肌肉無力的狀況不嚴重，建議做「站姿踮腳尖訓練」，可先由雙腳踮腳尖開始，再進階到單腳踮腳尖，訓練時應雙手扶固定家具或牆壁以避免失去平衡。每次重複練 10-15 下，每天 3-4 回；若要增加訓練強度，可在手上拿啞鈴增加身體負重。

離心收縮訓練

針對症狀至少持續 3 個月的阿基里氏肌腱病變族群，小腿後側肌群的離心收縮訓練是目前認為最能有效降低疼痛並改善運動功能的方法。經過 6-12 周訓練就能看到成效，而且具有長期效益。

● 膝蓋伸直的小腿肌離心收縮訓練

為了增加肌腱的訓練負荷，會站在臺階邊緣做訓練，將腳掌的後三分之二垂出階梯邊緣；首先，用健康腳出力，做踮腳尖動作將腳跟抬起，接著將健康腳膝蓋彎起，變為僅受傷腳單腳站立，再慢慢地將腳跟往下降至階梯平面以下做肌肉離心收

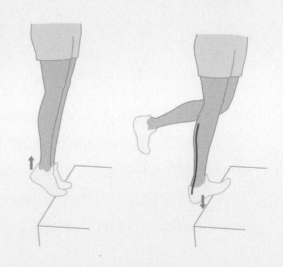

縮，過程中允許有些微疼痛，若疼痛嚴重，可改為雙腳訓練。循環反覆做 15 下，每天 3-4 回；若要增加訓練強度可在身上背 5 公斤包包增加負重。

● 膝蓋彎曲的小腿肌離心收縮訓練

這個動作對於阿基里氏肌腱的訓練強度更強，訓練方式與前一個運動類似，僅是改成膝蓋彎曲。

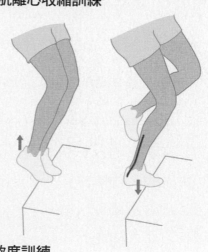

小腿後側肌群的柔軟度訓練

緊繃的小腿肌是阿基里氏肌腱病變的危險因子之一，建議可以把柔軟度訓練加入訓練項目中，不過，一般小腿後側肌群伸展運動可能會增加阿基里氏肌腱的張力，在症狀發生初期可能會導致疼痛，建議可先該採取按摩，或滾筒放鬆的方式，來放鬆緊繃的小腿肌群。

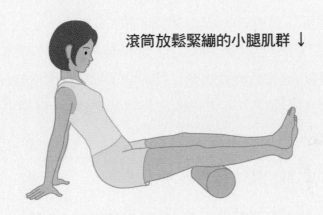

滾筒放鬆緊繃的小腿肌群 ↓

第三階：段加強爆發力及技術相關訓練

　　這階段的目標是為恢復訓練與比賽做準備。在小腿肌力與肌耐力恢復到一定程度之後，可開始加強針對阿基里氏肌腱的訓練。在這個階段的訓練中，應先降低負重，但增加動作速度，也就是做一些腳板快速動作的訓練，例如跳繩訓練、快速階梯訓練等。在進行快速階梯訓練時，可找約 10-15 公分高臺階，側面面對臺階，健康腳踩在階梯上、受傷腳在地上，接著用「受傷腳踮腳尖往上跳」的方式，側跳到臺階上，再回到原位，一開始練習時速度可以先慢一點，再逐漸增

加速度，反覆 20-30 下，共 3-6 回。

　　另外，也可以加入羽球基本步法訓練，目的是強調阿基里氏肌腱的強度以及耐力，並為恢復完整訓練及比賽做準備。在此階段，仍應持續維持每周 3 次的肌力訓練。

其他治療方式

　　除了運動訓練之外，其他治療阿基里氏肌腱病變方式還包含體外震波、類固醇注射以及手術治療等，但目前仍沒有足夠的研究證據支持其療效。

阿基里氏肌腱病變後回歸球場的時機

　　事實上，阿基里氏肌腱病變很難「痊癒」，只要在肌腱產生的負擔超過肌腱本身的強度，就可能再次引發疼痛。

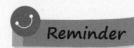

Reminder

　　只要把肌腱的強度練到足以支持想要恢復的運動

強度，就可以稱為「痊癒」。在訓練程度足夠之前，建
議要先調整打球的強度，例如不要進行太激烈的比賽。

　　一般來說，訓練進行到第三階段後期，就可開始
將訓練內容與專項技術訓練結合，但若要恢復完整訓
練及比賽必須符合以下條件，以免引起二次傷害：

● 運動時及結束後 24 小時內沒有疼痛症狀。
● 受傷側小腿肌力至少為健康側肌力 90% 以上。

周末戰士的殺手

　　阿瑋在學生時期就是羽球好手，畢業之後也加入了羽球俱樂部，持續著他最愛的羽球運動，俱樂部的同好們感情不錯，他們甚至組隊參加今年度新舉辦的羽球馬拉松比賽，挑戰幾乎連續一整天的球賽。

　　阿瑋與他的隊友們個個實力堅強，屢屢在場上勝出，即使到了最後幾場比賽，每個人都已經全身疲憊，也還是全力以赴。在一次跳殺後落地的瞬間，阿瑋突然感覺左腳後腳跟的地方被人用力踢了一下，聽到「啪」一聲，當下阿瑋直接倒在地上。在主審的指示下，場邊的醫療站人員上前查看，確認並不是腳踝扭傷，阿瑋在隊友的陪同下送醫檢查。

　　在影像學檢查輔助下，診斷出是阿基里氏肌腱斷裂，為了日後能繼續打羽球，阿瑋和醫師討論後決定

接受手術治療。手術過程順利，在門診回診時，醫師說：「雖然有做過手術修補，但斷過的肌腱仍然不會跟原本的一樣好，因為肌腱的強度會變差，不過，你有強烈的意願想恢復羽球運動，我把你轉介給物理治療師，做漸進式的運動訓練。」

阿瑋沮喪的跟物理治療師說：「我以為手術之後，受傷的肌腱就會好了，但醫師跟我說肌腱不會恢復到跟原本一樣，我之後還能打羽球嗎？」

物理治療師說：「透過漸進式的運動訓練，其實還是有機會可以恢復羽球運動，只是打球的強度可能無法像沒有受傷前那麼激烈。我會教你該怎麼進行訓練，重點是要有決心、願意認真做訓練。」

聞之喪膽的阿基里氏肌腱斷裂

在羽球運動中，較少有嚴重的運動傷害，阿基里氏肌腱斷裂是其中最為讓球員們「聞診斷喪膽」的一種嚴重傷害。許多人在受傷之後，無法恢復到原本的運動強度，因為即使傷口癒合之後，肌腱的強度也會變差，影響到運動功能。無論是透過手術治療或保守

治療，影響傷後是否能再回到運動場上奔跑跳躍最大的原因，事實上是復健訓練過程。透過適當的漸進式訓練，可以讓肌腱變得更強壯，以達到可以承擔運動功能的強度與能力。

阿基里氏肌腱斷裂的受傷機制

阿基里氏肌腱是下肢最容易發生斷裂的肌腱，大部分的斷裂原因都是運動傷害，可能發生在任何需要反覆跳躍、快速改變行進方向的運動，例如羽球、籃球、網球……等，其中，又以羽球運動發生比率最高。在運動時發生的阿基里氏肌腱斷裂，幾乎都不是由外力造成的，而是在激烈運動過程中，小腿肌肉猛力收縮，在肌腱上產生過大張力時發生。

在羽球上網或左右移動的各種步法中，跨弓箭步的動作佔了一定的比率，在正確的動作中，非持拍側的腳尖朝外，並且出力蹬地，同時持拍側的腳往前跨弓箭步，為了防止向前的衝力太大，非持拍側的腳板內側要「輕輕拖在地板上」。如果非持拍側的腳腳尖朝前，同時做腳板下踩的蹬地動作，就會對阿基里氏肌

腱產生非常大的張力，若再加上年紀漸長後肌腱柔軟
變差與肌腱強度不足等因素，就可能發生肌腱斷裂。
另外，在跳殺後落地瞬間，小腿肌群會做離心收縮負
責緩衝，此時阿基里氏肌腱承受很大的張力，也可能
發生肌腱斷裂。

　　在阿基里氏肌腱斷裂瞬間，會感覺到腳跟後面好
像被踢了一腳，並且聽到「啪」的一聲，如果肌腱只
有部分斷裂，則受傷後可能還能走路，但如果肌腱全
斷，就會無法走路。部分肌腱斷裂容易被誤以為是拉
傷，因此，無論是哪一種情況，都建議立即到醫療院
所尋求醫師的診治。

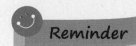

Reminder

　　如果肌腱只是部分斷裂，有可能在受傷當下不會
有明顯疼痛或功能影響，而是在打完球之後或隔天早
上，才感受到肌腱有些微刺痛、腫脹、僵硬的感覺。
由於部分斷裂的肌腱仍保留部分功能，通常在暖身之
後不會有明顯症狀。因此，若發現打完球之後肌腱會

有刺痛、腫脹，甚至有些微無力感，應儘速就醫檢查。

阿基里氏肌腱斷裂的危險因子

目前對於斷裂的發生原因仍不清楚，但可能增加肌腱斷裂風險的因素包含：

年齡

較大的年紀會增加肌腱斷裂的風險，阿基里氏肌腱斷裂的好發年齡為 40-60 歲或 60 歲以上，可能跟肌腱本身的退化情形有關；即使年紀在 40 歲以下，也還是有肌腱斷裂的可能性。

性別

男性發生阿基里氏肌腱斷裂的比率比女性高，根據不同地區的研究，男女比從 2:1-12:1 以上都有。

體重

體重過重也會增加阿基里氏肌腱斷裂的風險，例如身體質量指數（BMI）超過 25，主要原因是在跳躍

落地時，會增加肌腱承受的張力。

業餘選手

過去的研究發現，在發生阿基里氏肌腱斷裂的選手中，業餘選手的發生比率超過一半，而職業運動員的發生率則比較低；如果是肌腱部分斷傷，則職業運動員佔的比率超過一半。這可能跟一般業餘選手訓練量不足有關，肌腱本身的強度不佳，就可能增加激烈運動時斷裂的風險。

柔軟度

小腿後側肌群（包含腓腸肌與比目魚肌）、大腿後側肌群（膕旁肌群）的柔軟度也會影響到小腿肌群的功能，是造成阿基里氏肌腱受傷的危險因素之一。

錯誤訓練模式

突然增加的訓練量是造成阿基里氏肌腱斷裂的重要危險因素之一，只要是訓練或比賽強度在短時間內突然增加太多，就可能導致傷害的發生；例如，許多

業餘選手平時以坐式生活型態為主，並沒有接受適當的訓練，然而一到放假，就會很勇猛的在場上與人廝殺打球，被稱為「周末戰士」，在阿基里氏肌腱強度不足的前提下，短時間之內又承受很大的負擔，就極有可能導致肌腱斷裂。

某些藥物

口服類固醇藥物、某些抗生素藥物（如 fluoroquinolone 類）會增加阿基里氏肌腱斷裂風險，但背後的機制仍未完全清楚。

肌腱斷裂後處置方式

阿基里氏肌腱斷裂後的處置方式會根據年紀、活動程度、病人意願等因素來做考量，手術治療或是保守治療的預後比較好，目前尚沒有定論。一般來說，如果是有運動需求、年紀較輕，通常會建議手術處理；如果年紀較大、願意放棄從事劇烈運動，則採用保守治療，以石膏或踝支架固定數個月之後，再漸進式恢復功能。以從事羽球運動的球員來說，大部分會選擇

手術處置，並在手術後接受漸進式的運動訓練。

肌腱術後的復健計畫

阿基里氏肌腱修補手術後，肌腱大約需要 6-12 周才能癒合，但這並不表示「只要休息幾個月就能恢復打球」，即使已經做過手術修補，仍然需要漸進式的接受運動訓練，讓肌腱與肌肉的強度恢復到足以支持運動功能的程度，但令人難過的是，大部分的人即使在術後超過一年，也僅能恢復到「接近受傷前的運動強度」，而受傷後放棄羽球運動的也大有人在。

目前對於阿基里氏肌腱斷裂，並沒有統一的復健訓練進程，雖然近年的文獻都提倡術後早期活動和早期負重（術後一個月內），並且強調術後功能性復健訓練可以加速功能恢復，但臨床上的執行現況中，用石膏直接固定 6-8 周的做法仍很普遍，並且大部分的病人沒有接受完整的術後訓練計畫。

術後的復健進程需先諮詢開刀醫師，本章節僅提供術後不同程度的保護期中，各種治療性運動建議，但實際執行的時間點，以及手術後要多久才能用手術

腳負擔體重、多久之後才能做踝關節活動和肌力訓練等，應依醫師或物理治療師指示、依個人不同情況執行。

　　術後復健計畫的進程主要可以分為三個時期：

高度保護期（手術後至術後 2-4 周）

　　此階段的目標是：降低發炎反應、保護修補的肌腱、避免周邊關節僵硬與肌肉萎縮。

　　● 降低發炎反應

　　手術後，在躺姿下將手術腳用枕頭墊至比心臟高、以及冰敷，可降低疼痛、腫脹等發炎反應，建議可兩小時冰敷一次，每次約 20 分鐘。

　　● 保護受傷的肌腱

　　術後會固定在腳板下踩（踝關節蹠屈）至少 20-30 度的範圍內，並且在術後 6-8 周逐漸調整到 0 度；而手術腳可以負擔體重的限制，則是根據各開刀醫師的決定，從術後立即完全負重，到術後 6 周以上才能完全負重都有。

　　● 避免周邊關節僵硬

　　手術後至少數周內，都會用石膏或支架將踝關節固定，避免對修補過的肌腱產生過大張力，而活動附近其他關節並不會影響癒合，反而可以降低組織沾黏、關節攣縮。

　　例如，開刀後彎曲、伸直腳趾，可改善肌腱沾黏情形，每個動作維持 10 秒，重複 10 下，每天 3-6 回。

　● 避免周邊肌肉萎縮

　　活動量下降會導致受傷腳的肌力變差，除了小腿肌群之外，髖關節和大腿肌群也會萎縮、無力，因此應在術後初期就針對各大肌群做訓練，例如躺姿下各方向的直腿抬腳訓練。

中度保護期（術後 3-6 周至術後 8-12 周）

　　階段目標是：漸進式恢復踝關節角度、增加小腿肌群以及其他下肢肌群肌力、恢復日常生活功能。

　● 保護受傷的肌腱

　　在這階段，可允許小腿肌群主動收縮，但仍需限制踝關節的角度，避免在阿基里氏肌腱產生過大的張力；最快在術後第 3 周，可在腳板不往上勾起的範圍

內，做腳板往下踩的動作，但也可能到術後第 6-8 周等石膏拆掉後，才被允許做出踝關節動作。

● 在允許範圍內做踝關節角度訓練

有些醫師會在術後 4-6 周後，將原本的石膏改成前後兩片式的石膏靴或踝部支架，此時可開始在坐姿下脫掉石膏靴或踝部支架，進行踝關節各方向的關節運動，每個方向做 10 下，每天 3-6 回。

● 各方向踝關節活動訓練

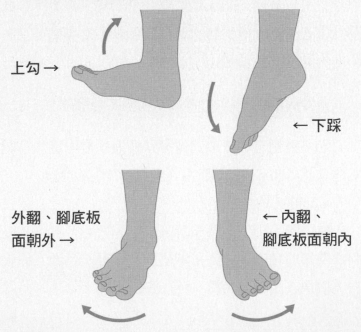

上勾 →

← 下踩

外翻、腳底板面朝外 →

← 內翻、腳底板面朝內

● 允許範圍內的柔軟度訓練

在踝關節角度仍有限制時，可透過按摩方式放鬆緊繃的小腿肌肉，在限制解除後，通常是術後 6 周可開始進行伸展運動，若手術腳的體重負荷仍有限制，可先由坐姿伸展運動開始。每個動作維持 10-20 秒，重複 10 次，每天 3-6 回。

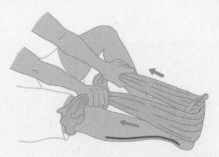

↑ 膝蓋伸直時，可用毛巾輔助

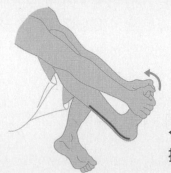

← 膝蓋彎曲時，可直接用手把腳板往上扳

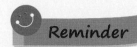

由於阿基里氏肌腱是由肥腸肌與比目魚肌的肌腱匯集而成，因此伸展時應分為屈膝與直膝兩個姿勢進行；另外，也可在阿基里氏肌腱周邊進行深層摩擦按摩，來處理肌腱與周邊組織沾黏的情形。

● 在允許範圍內做小腿肌群訓練

包含踝關節各方向的阻力訓練，以及踮腳尖訓練，例如坐椅子踮腳尖訓練、站姿雙腳踮腳尖訓練等，每個動作重複 10-15 下，每天 3-6 回。

● 踝關節穩定度訓練

在術後 6-8 周之後，若手術腳被允許完全負重，可開始進行踝關節穩定度訓練，例如單腳站訓練，目標是睜眼與閉眼單腳站皆達到 30 秒，訓練時應注意環境安全。

輕度保護期（術後 12 周之後）

階段目標是：恢復完整的踝關節角度與柔軟度、

恢復小腿肌群及其他下肢肌力、重建下肢動態平衡、
恢復日常生活功能及運動功能。

● 進階小腿肌群訓練

當小腿肌力達到可抗重力的程度後，可開始做單
腳踮腳尖訓練，再進展到臺階邊緣的踮腳尖訓練，強
調過程中的肌肉離心訓練；每個動作重複 10-15 下，每
天 3-6 回。訓練過程中，若有刺痛感，表示傷口癒合的
狀況還不適宜此強度動作。

● 階梯邊緣踮腳尖訓練

訓練時，一
手扶牆，手術腳
一半站在階梯
上、另一半垂出
階梯邊緣，先將
腳跟下沉至階梯
平面以下，接著
將腳跟踮起盡量
到最高，再「慢

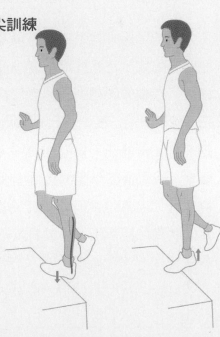

慢放下」到最低，此步驟就是小腿後側肌群的離心收縮。反覆做 10-15 下，每天 3 回。這是一個高強度的動作，若動作過程中有刺痛感需延後此訓練，以免影響傷口癒合。

● 柔軟度訓練：持續的伸展運動與按摩可維持適當的柔軟度，分為膝蓋伸直與彎曲兩種姿勢，每個動作維持 10-20 秒，重複 10 下，每天 3 回。

● 站姿阿基里氏肌腱伸展運動

阿基里氏肌腱是腓腸肌以及比目魚肌的肌腱匯集而成，因此，在進行柔軟度訓練時，兩塊肌肉應分開執行。在做伸展運動時，應保持上半身挺直、雙手扶牆，兩腳一前一後站（受傷腳在後）、腳尖朝向正前方，將前腳膝蓋彎曲、重心往前移，同時保持後腳腳跟不離地，感覺後腳小腿的後側有緊繃感。若後腳膝蓋保持伸直，主要伸展到腓腸肌，若後腳膝蓋彎曲，則主要伸展到比目魚肌，並且對阿基里氏肌腱的伸展也更為強烈。

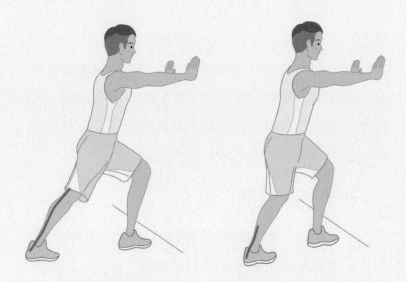

● 踝關節穩定與動態平衡訓練

可練習站在不穩定的平面上做單腳站訓練，另外也可進行星狀延伸平衡訓練，這種訓練也常用於前十字韌帶斷裂後或慢性踝關節不穩患者的訓練，除了下肢動態穩定度之外，對於下肢肌力與踝關節角度有一定要求。

● 敏捷性及爆發力訓練

若要回到原本的運動強度，敏捷性與爆發力訓練是不可或缺的一環，許多人無法回到球場，是因為小腿肌群與肌腱的功能沒有恢復。因此，當小腿肌力訓

練到一定程度後（例如已達健康腳的七八成），就應開始做敏捷性與爆發力等進階訓練，替回到球場做準備。例如練習雙腳一起往前、後、左、方向跳躍，或者用小蹬步往各個方向移動，訓練時應強調腳板的動作，並且逐漸加速。

回歸球場的時機

一般來說，透過漸進式的運動訓練，在手術完 4-6 個月之後就可開始慢慢恢復羽球運動；不過，仍然有大約一半的人，在受傷一年之後，仍無法恢復運動，主要原因是小腿肌群失能和心理因素。首先要了解的是，即使經過手術修補後的阿基里氏肌腱，肌腱的強度還是會變差，若沒有接受訓練，小腿肌力與爆發力就無法重建，這會直接影響到運動功能。另外，球員的心理因素，也佔了重要原因，例如會害怕肌腱再次斷裂、或者另一腳也受傷，很多人只要感覺腳跟處有疼痛就會很緊張，但事實上肌腱在發生斷裂之前大都「沒有感覺」。所以如果出現疼痛，應注意是否有其他傷害發生，例如肌腱拉傷或發炎。

　　大部分的研究指出，經過手術修補以及適當的漸進式訓練，肌腱再次斷裂的比率小於 10%，而且越早開始活動、接受訓練，肌腱再次斷裂比率反而會降低。不過，如果一隻腳的肌腱曾經斷掉過，另一側阿基里氏肌腱也斷掉的風險比其他人高！因此平時除了打球外，也應注重基本訓練。為了避免回到球場之後再次受傷，建議應先達到以下條件，再開始漸進式的恢復羽球運動：

- 沒有任何疼痛或壓痛。
- 小腿肌群肌力恢復至與健康腳的八成以上。
- 小腿肌群以及阿基里氏肌腱的柔軟度已完全恢復。
- 功能性檢測結果已達健康腳的八成以上，例如單腳往前跳躍測試的距離、一分鐘內單腳踮腳尖次數等。
- 踝關節穩定與動態平衡控制已恢復至八成以上，例如兩腳的星狀延伸平衡距離差距小於 20%。

附錄

給熱愛運動的你

抽筋，不算運動傷害
但會影響運動表現

　　悶熱的午後，籃球場上有一群人正熱血的在球場上奔馳、揮灑汗水。接連幾天的壞天氣之後，陽光終於露臉，大夥們抓緊這難得的機會，紛紛出門打球。阿凱已經在球場上待了近四個小時了，雖然早已汗流浹背、氣喘吁吁，卻仍然非常勇猛。奔跑過程中，阿凱左小腿突然抽筋，讓他痛得停下腳步，球友紛紛圍上前關心。

　　「沒事啦！左腳抽筋而已，休息一下就沒事了。」阿凱忍著痛。

　　「阿凱你盡量放輕鬆，試試看把腳板往上扳。」

　　阿凱照著他的建議，忍痛將腳板往上扳，過了數十秒之後，終於不再抽筋了：「源哥，謝啦！」

　　「我之前跟你一樣打球打到腳抽筋，後來有一位物理治療師跟我說，抽筋可能是因為流太多汗、電解

質流失，或者是太累、肌肉過度疲勞，建議可以補充一些運動飲料，再做幾次伸展運動，如果還是會痛的話就要先休息、熱敷一下。」阿源又說。

「受傷不是要冰敷嗎？」

「其實好像熱敷和冰敷都有人說耶！但上次那位物理治療師建議做熱敷，他好像是說，雖然熱敷和冰敷都有降低疼痛的效果，不過，熱敷可以達到的組織深度比較深，也比較能有效的放鬆緊繃的肌肉。」

阿凱做完小腿肌肉伸展之後，的確還是會感覺小腿肚的地方有些疼痛，感覺好像「又快要抽筋了」，所以決定暫時到場邊休息一下，喝了半瓶運動飲料後，就坐在場邊看大家打球。

過了一陣子之後，隊友問阿凱：「阿凱！你好了嗎？還能打球嗎？」

阿凱起身活動了一下，感覺小腿的痠痛感幾乎都消失了，就對隊友喊道：「來了！」

什麼是抽筋

抽筋，是一種突發性的肌肉不自主收縮，並且會

伴隨疼痛，最常發生於小腿後側、大腿後側或前側肌群，甚至是腳掌的肌肉，經常在劇烈運動或長時間運動的時候或結束之後發生，抽筋一般會持續數秒到數分鐘，可以透過伸展肌肉來舒緩。雖然在一般定義中，抽筋不算是運動傷害的一種，但卻會影響運動表現，是個惱人的問題。

　　造成抽筋的可能原因有很多，如果排除其他身體疾病或藥物的影響，幾乎在球場上發生的抽筋事件都是「因運動引起的抽筋」。雖然目前還不是完全清楚造成抽筋的背後機制，但一般認為，與運動有關的抽筋，都跟肌肉疲勞以及大量流汗後電解質流失，特別與「鈉離子」有關。

抽筋的危險因子

運動時間過長或強度太激烈

　　肌肉疲勞時可能導致脊髓反射異常，引起運動神經過度興奮，導致抽筋。

脫水與電解質流失

身體流失的水分達到體重的 2% 以上，就稱為「脫水」，人體的電解質也會隨著汗水一起被排出，如果沒有適當的補充，就容易引起抽筋，其中，鈉離子的流失與抽筋最為相關。

太炎熱或寒冷的環境

過去認為，太炎熱的環境容易造成脫水，增加抽筋的危險性，但後來發現，氣溫太低時也會有抽筋的事件發生，因此無論周圍環境過熱或過冷，都是抽筋的危險因子。

其他可能的危險因子

年紀較大、沒有做適當的伸展運動、身體狀況不佳……等因素，也可能增加抽筋的風險。

肌肉抽筋真的是運動引起的嗎

抽筋可能是某些疾病的症狀之一，也可能在運動

時發生，例如影響到運動神經元的疾病、以及代謝性疾病等。此外如懷孕、上吐下瀉、某些藥物也可能會增加抽筋的風險，例如利尿劑的作用是「脫水」，同時也會造成電解質流失。

抽筋時，如果伴隨局部出現腫脹或硬塊、並且無法透過伸展運動等處置方式改善、肌肉無力或發現有肌肉萎縮情形，甚至有意識狀態改變，都建議要就醫做進一步檢查，以排除是否有更嚴重的肌肉或肌腱傷害、運動神經元相關疾病或其他問題。

處置方式

抽筋發生時，透過適當的伸展運動、休息、補充水分等方式，一般可以有效緩解。

肌肉伸展運動

抽筋發生時，將不自主收縮的肌肉「輕輕地往反方向扳」是最立即、有效的處置方式。

　　例如：大腿後側肌群抽筋時，應將膝蓋伸直、慢慢將身體往前傾，慢慢把腳板往後扳。注意，應在不會引起更多疼痛的範圍內「慢慢的」進行肌肉伸展動作，以免造成肌肉拉傷。

大腿後側肌群抽筋時 →

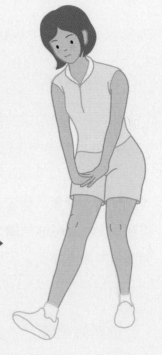

休息

　　讓疲勞肌肉適度休息，是避免再次抽筋的策略，如果是在比賽進行間，也可透過彈性貼紮來支持疲勞的肌肉，減輕肌肉的負擔。

補充水分和電解質

　　補充流失的水分和電解質能減緩脫水所導致的抽筋，一般建議鈉離子含量較高的運動飲料，可以留住

喝進去的水分而不易由小便排掉。

其他處置方式

輕度的按摩可以放鬆緊繃的肌肉,也可以透過熱敷或冰敷10-15分鐘來降低疼痛,一般認為熱敷效果較好。

如果在休息、伸展運動與補充水分與電解質等處置之後仍然持續抽筋,應就醫檢查是否有中樞神經的問題或其他系統性疾病。

抽筋的預防

避免運動時間過長或過激烈

運動期間要適度的休息,避免肌肉過度疲勞。

補充水分和電解質

水分與電解質的流失,是造成抽筋的重要危險因子,應在運動前、運動期間以及運動後,都適度的補

充水分以及電解質，一般建議運動飲料的效果優於白
開水，但應避免一下子喝太多，否則身體留不住的過
量水分會由小便排出，例如在運動中，要盡量「常常
補充水分」，建議約每 10-15 分鐘補充 100-200 毫升。

　　若本身有罹患糖尿病、腎病、心臟病等方面的疾
病，補充過多的電解質反而會造成身體負擔。如果運
動時排汗量不是很大，也可以只補充白開水，以免鈉
離子或其他電解質攝取過多。

建立規律執行伸展運動的習慣

　　雖然目前沒有這方面的實證，但一般認為，適度
的伸展運動可放鬆緊繃的肌肉，降低抽筋的風險。

　　**避免在過度炎熱的環境中長時間或劇烈運動：在冷
天氣運動時，應注意保暖。**

發生抽筋後回歸球場的時機

　　一般在經過處理之後，抽筋的症狀就幾乎能完全解

除，但在某些狀況下，有可能會在繼續運動時，再次發生。建議在恢復運動之前，至少應先達到以下條件：

- 肌肉不自主收縮症狀已經消失，並且在蹲、跑或跳等動作中，都不會再發生。
- 疼痛已經解除，並且在按壓原本疼痛部位、肌肉主動收縮或被動伸展的過程中都不會產生疼痛。
- 已補充足夠的水分與電解質。

正確暖身
是預防運動傷害的首要步驟

　　在進行任何一種運動之前，都應先有適當且足夠的暖身，目的是促進身體各大肌群的血液循環、增加中心體溫、活動身體各大關節等等。正確的暖身不但可以讓身體準備好接下來的運動項目，還能避免運動傷害，以及降低運動後的延遲性肌肉痠痛。

常見錯誤暖身範例

　　許多愛好運動的朋友，特別是業餘愛好者或業餘選手，在開始打球之前，只是稍微活動一下手腕、腳踝，做一些高壓腿、低壓腿等靜態伸展運動，只花了不到 10 分鐘，就上場打球了。有些人甚至會把第一場球賽當作「暖身」。這些都是錯誤的觀念，因為這些「暖身」方式，不僅無法達到最初暖身的目的、降低運動

傷害風險，甚至可能影響運動表現。

正確的暖身運動

正確、完整的暖身運動應包含兩大部分，首先是身體各大肌群的活動，例如慢跑、原地開合跳、原地高抬腿、原地腿後勾等等，時間約為 10-15 分鐘。第二部分則是運動項目的專項熱身，以排球運動為例，可以做「球操」，例如雙手／單手過肩拋球、雙手／單手用球砸地板、站姿扣球等；也可與隊友互相「墊球」、扣球，總計時間大約 10-15 分鐘。

用靜態伸展運動當作「暖身」可以嗎

一般的伸展動作像是高壓腿、低壓腿、肩膀與脖子的伸展動作等都算是靜態伸展，在大部分狀況下，並不建議用靜態伸展當作暖身運動的一部分，原因是「靜態伸展」顧名思義是一種靜態的動作，並沒有「活動」到身體各大關節、促進各大肌肉血液循環的效果，也無法讓身體準備好接下來的專項運動，甚至過度的靜態伸展運動，還可能會影響運動表現。

什麼時候會有例外呢？

當你已經有一些肌肉「過度緊繃」的問題，並且跟某些「已經存在的運動傷害」有關時，可以在運動之前，做一點靜態伸展運動，不過，應注意每個伸展動作的總時間不可超過 30 秒，以避免影響運動表現。

運動後「緩和運動」不可少

運動後的緩和運動，也是許多人會忽略的步驟，但適當的緩和運動可以讓身體盡量恢復到運動前的狀態，不過運動所產生的疲勞，還是透過休息才能完全消除，緩和運動主要可以避免運動後的肌肉越來越緊繃、僵硬。

肌肉緊繃、柔軟度不佳，是很多運動傷害的危險因子，因此在「運動結束之後」進行適當的靜態伸展運動，是降低運動傷害的重要一環。

緩和運動的目的主要有兩個，一個是讓身體各大肌群的血液循環，逐漸降回休息時的狀態，避免過於

突然的終止運動，造成心臟的負擔。例如在激烈奔跑或籃球比賽之後，應先慢速行走或原地踏步至心跳、呼吸趨於緩和，不可以馬上坐下來休息。此外是放鬆因運動而變得緊繃的肌肉，可以透過各大肌群的靜態伸展，來達到放鬆肌肉的效果，每個動作持續 10-20 秒，根據緊繃程度可重複數次。

國家圖書館出版品預行編目(CIP)資料

物理治療師教你，打球受傷怎麼辦
/陳昭瑩、張逸平作.
-- 初版. -- 臺北市：大塊文化, 2017.07
　面；　公分. -- (Care；51)
ISBN 978-986-213-803-8(平裝)
1.運動傷害 2.物理治療
416.69　　　　　　　　106009407

CARE
Good Care ,
Good Living

CARE

Good Care ,
Good Living